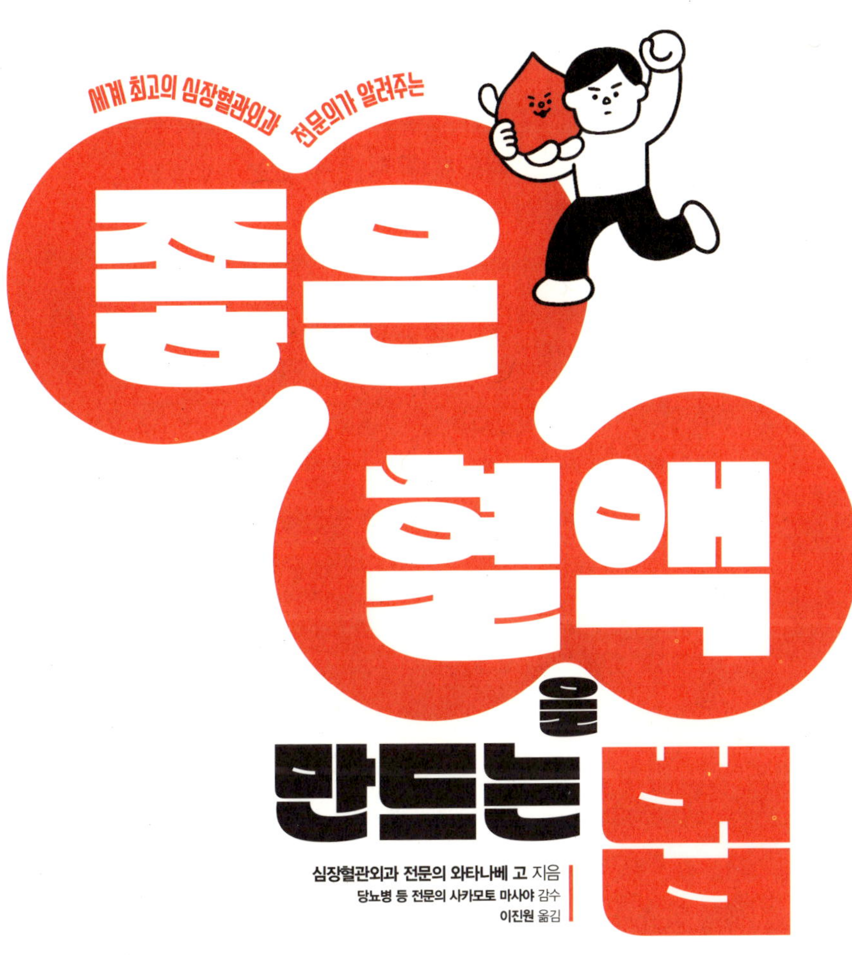

심장혈관외과 전문의 와타나베 고 지음
당뇨병 등 전문의 사카모토 마사야 감수
이진원 옮김

청홍

건강한 혈관을 오래도록 유지할 수 있는
이해하기 쉽게 한 권의 책으로 정리

필자는 심장혈관외과 전문의이자 일본 〈뉴 하트·와타나베 국제병원〉의 원장으로, 세계 각지에서 내원하는 심장병 환자들을 진료하고 있다.

본원에서는 2005년부터 외과 수술용 '다빈치 로봇 수술 시스템(da Vinci Surgical System)'을 도입하여 심장 수술이 환자에게 주는 부담을 줄임으로써 좀 더 많은 환자의 생명을 구하기 위해 힘쓰고 있다.

이러한 경험은 세계 최고 수준의 로봇 수술 실적으로도 이어지고 있다.

그런데 이와는 별개로 줄곧 떠나지 않는 의문 하나가 있었다. '환자의 상태가 이 정도로 악화되기 전에 구할 수 있는 방법이 없을까?'

동맥경화(혈관이 딱딱하게 굳어 혈액이 잘 흐르지 않게 되는 증상)로 인해 발생하는 협심증, 심근경색, 대동맥류 등의 심장병을 흔히 생활습관병이라 부르는데, 이것은 사전에 예방할 수 있는 질병이기도 하다. 게다가 예기치 못한 사고나 재해처럼 갑자기 발병하는 것이 아니라 오랜 세월 동안 동맥경화가 서서히 진행된 결과 나타나는 질병들이다.

다시 말해, 마음만 먹으면 얼마든지 예방이 가능한 것이다.

하지만 현실은 어떠한가? 사람들 대부분은 동맥경화의 진행을 방치하고 있다.

그 이유는 자신의 혈관이 손상되고 있다는 사실을 자각하지 못하기 때문일 것이다.

또한 손상된 혈관이 불러올 미래에 관해 잘 모르기 때문이기도 하다.

그래서 일본 국제의료복지대학 의학부 교수인 사카모토 마사야(坂本昌也) 선생에게 조언을 구하여 건강한 혈관을 오래도록 유지할 수 있는 내용을 이해하기 쉽게 한 권의 책으로 정리하였다.

덧붙여 우리 병원을 찾는 것은 '최후의 수단'으로 생각해 준다면 필자로서는 큰 기쁨이겠다.

뉴 하트·와타나베 국제병원장
와타나베 고

여러분의 혈관은 안녕한가?

여러분은 **자신의 혈관이 손상되고 있다는 사실을 자각하고 있는가?**

아마도 대부분의 사람은 아무런 느낌 없이 생활하고 있을 것이다.

하지만, 노화하고 약해져 있는 혈관을 그대로 방치하면 **어느 날 갑자기 원치 않는 순간에 생을 마감하게 될 수도 있다.**

우리 병원(뉴 하트·와타나베 국제병원)은 심장혈관외과 전문병원인데, 혈관이 심하게 손상된 상태에서 내원하는 협심증 환자들이 많다.

"어째서 이렇게 될 때까지 병원을 찾지 않으셨나요?" 하고 묻고 싶을 정도로 **혈관이 심하게 좁아져 있거나 딱딱하게 굳고 혹이 생긴 경우도 적지 않다.**

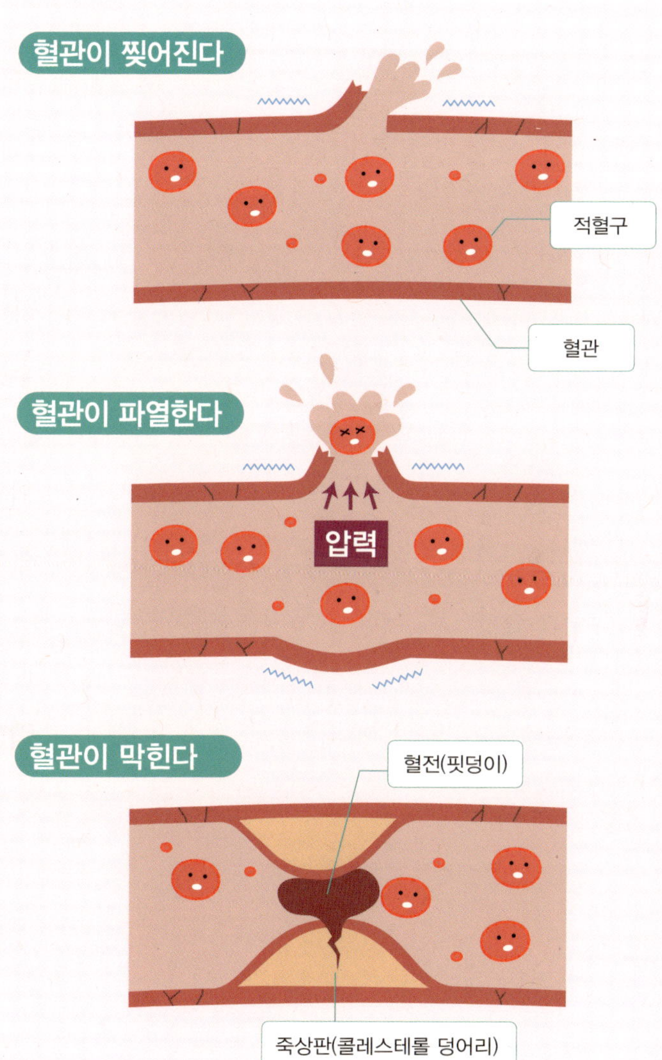
혈관이 찢어진다
적혈구
혈관
혈관이 파열한다
압력
혈관이 막힌다
혈전(핏덩이)
죽상판(콜레스테롤 덩어리)

이 문제는 환자들만의 이야기가 아니다. **중장년층 이상이라면 누구나 경중의 차이는 있지만, 혈관의 노화가 진행되고 있다.**

태어난 이후 수십 년 동안을 계속해서 일하고 있으므로 혈관이 늙고 약해지는 것은 피할 수 없다. 언제까지나 갓난아이의 그것과 같을 수는 없는 노릇이다. 노화가 진행되어 상처 입고 약해지면 어느 날 **갑자기 혈관이 막히거나 터져서 혈류가 멈추게 된다.**

만약 그 부위가 심장이라면 심근경색이나 대동맥류 파열 등의 심혈관 질환으로, 뇌의 경우에는 지주막하출혈이나 뇌경색과 같은 뇌혈관 질환으로 이어진다.

생명을 유지하는 데 중추적 기능을 하는 **심장이나 뇌가 손상을 입으면 최악의 경우, 그대로 생명을 잃을 수도 있다.**

혈관이 젊어진다는 말은 거짓이다!

게다가 한번 손상된 혈관은 원래대로 되돌릴 수 없다.

세간에는 '혈관의 젊음을 되찾자'는 서적과 광고가 넘쳐나지만, 필자가 아는 한, 혈관은 다시 젊어질 수 없다.

오히려 노화와 함께 혈관은 계속 약해져 갈 뿐이다.

그렇다면 우리는 어떻게 해야 할까?

여기서 주목해야 할 대상이 바로 혈액(피)이다.

손상된 혈관은 다시 원래대로 되돌릴 수 없지만, 혈액은 바꿀 수 있다.

낡은 수도관에 깨끗한 물과 더러운 물을 흘려보낸다면 어느 쪽을 더 오래 사용할 수 있을까? 답은 간단하다.

이미 손상된 혈관이라도 깨끗한 피가 흐르면 오래 사용할 수 있다.

이 책에서는 이 깨끗한 혈액을 **'좋은 혈액'**이라 부르기로 한다.

그렇다면 '좋은 혈액'이란 어떤 혈액일까?

다음과 같은 혈액을 말한다.

- 충분한 수분을 보유하고 있다
- 필요 이상의 지질과 당을 가지고 있지 않다
- 다량의 염증 유발 물질을 함유하고 있지 않다

일반적으로 표현하자면 '좋은 혈액'이란 혈관을 막힘없이 흐르는 맑은 혈액이다.

반대로, **'나쁜 혈액'**이란 끈적끈적하고 점도가 아주 높은 혈액이다.

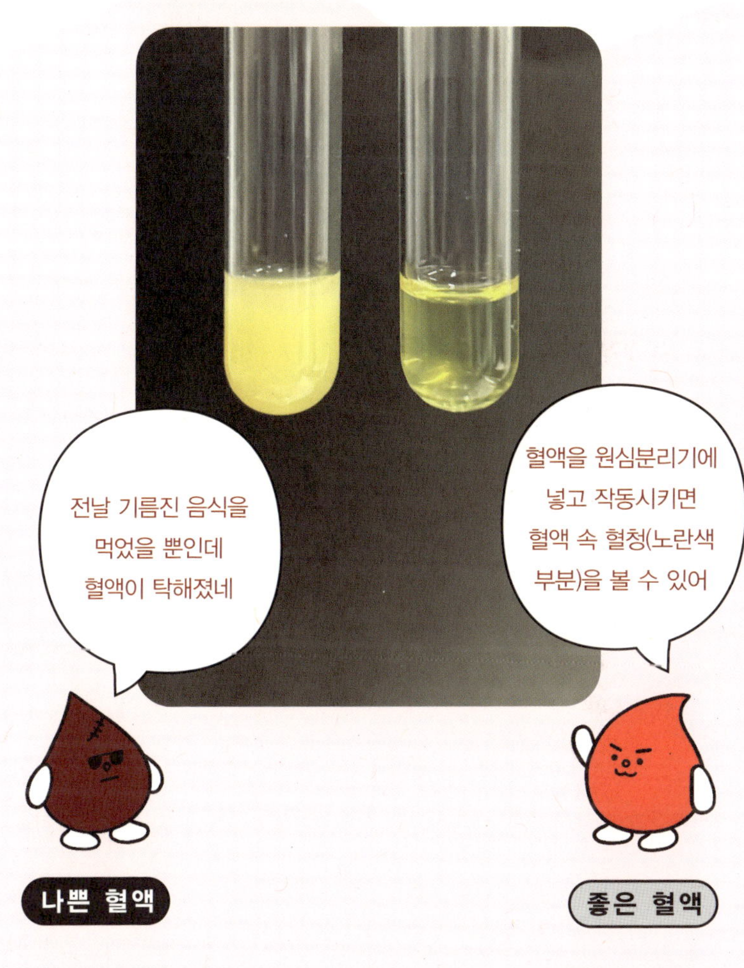

오른쪽이 '좋은 혈액'이고 왼쪽이 '나쁜 혈액'이다. 오른쪽은 지방을 적게 섭취한 날의 혈액이고, 왼쪽은 기름진 음식을 많이 먹은 날의 혈액이다.

오늘부터 '좋은 혈액' 만들기를 시작하자

지금 우리 혈관 속을 흐르는 혈액은 **'좋은 혈액'일까, '나쁜 혈액'일까?** 다음 페이지에 있는 체크리스트를 통해 간단히 확인할 수 있다.

3점 이하가 나오면 '좋은 혈액'일 가능성이 크고, 5점 이상이면 꽤 위험한 '나쁜 혈액'이 흐르고 있다고 볼 수 있다.

체크 결과를 보고 자신의 혈관 상태에 위기감이 느껴진다면 지금 바로 책장을 넘겨 '좋은 혈액' 만들기의 힌트를 찾아보자.

물론, '좋은 혈액'이 흐른다고 젊은 시절과 같이 유연하고 말랑말랑한 혈관으로 되돌릴 수는 없다. 하지만, 혈관의 손상 속도를 늦출 수는 있다. 혈관에 생길 수 있는 갑작스러운 문제를 피하는 데 그것으로 충분하다.

게다가, **고혈압, 이상지질혈증(고지혈증), 당뇨병, 신부전** 등과 같은 질병을 예방하는 데도 효과적이다.

- ☐ 계단을 오르면 숨이 찬다

- ☐ 갑자기 가슴이 두근거리거나 맥박이 빨라질 때가 있다

- ☐ 튀김이나 과자, 빵류를 좋아해서 즐겨 먹는다

- ☐ 근력 운동을 할 때는 단백질 보충제(프로틴 파우더)를 꼭 섭취한다

- ☐ 다이어트를 해도 예전처럼 체중이 잘 빠지지 않는다

- ☐ 하루 동안 물을 거의 마시지 않는다

- ☐ 술을 마실 때는 반드시 안주도 함께 먹는다

- ☐ 식사 후에 졸리거나 몸이 무겁다

- ☐ 평소에 몸을 움직일 기회가 많지 않다

- ☐ 사소한 일에도 짜증이 나고 쉽게 스트레스를 받는다

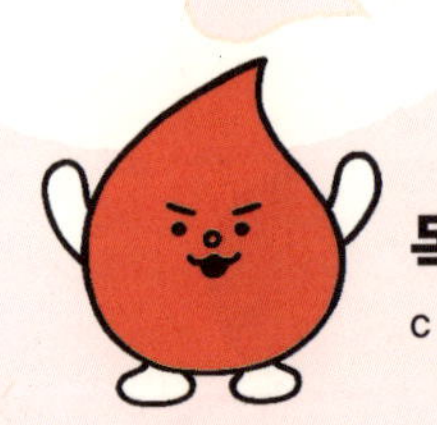

목차

CONTENTS

제 1 장 혈관을 손상시키는 범인은 혈액과 노화

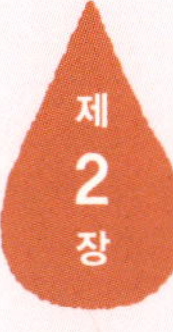

혈관을 손상시키는 '나쁜 혈액' 노화를 늦추는 '좋은 혈액'

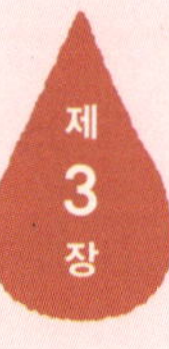

100세까지 혈관을 지키는 '좋은 혈액' 만들기

제4장 '좋은 혈액'을 지키는 생활 습관

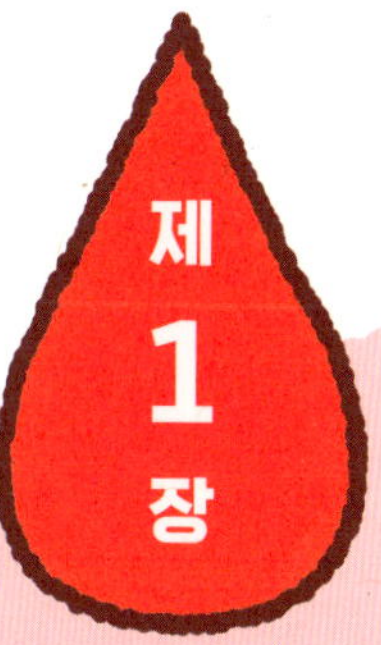

혈관을 손상시키는 범인은 혈액과 노화

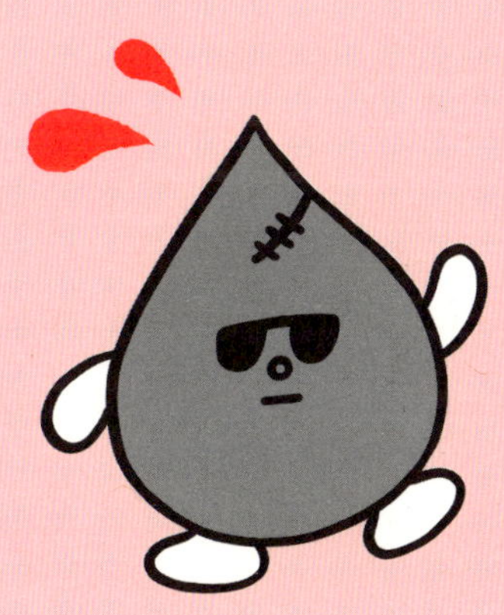

손상된 혈관을 방치하면 막히고, 찢어지고, 파열한다

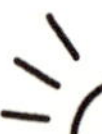 ## 인간의 노화는 혈관에서 시작된다

'인간은 혈관부터 늙는다'라는 말이 있다.

하지만 사람은 혈관의 노화를 거의 자각하지 못한다.

보통은 나이를 먹어가는 흔적이 몸 곳곳에서 나타나기 마련이다.

예컨대, 머리에 희끗희끗 흰머리가 보이기 시작하고 얼굴의 주름도 하나둘 늘어간다.

노안이 찾아와 가까운 곳의 사물이 잘 안 보이고 조금만 움직여도 쉽게 지친다. 예전과 달리 사람의 이름을 잘 기억하지 못한다. 그런데 혈관에는 이 같은 **노화의 신호가 별도로 존재하지 않는 것**이다.

하지만 혈관도 우리 몸의 모든 기관과 장기가 그렇듯 나이가 들면서 예외 없이 탄력을 잃고 딱딱하게 굳어간다. 60년 이상을 사용한 필자의 혈관 역시 젊은이의 말랑말랑한 그것과 같을 수는 없다.

독자 여러분의 혈관도 나이와 함께 점차 노화의 증상들이 생겨나고 있을 것이다. 다만, 같은 60대라도 제 나이에 비해 훨씬 젊어 보이는가 하면, 70대나 80대로 보이는 사람이 있듯이 혈관의 상태도 개인에 따라 다를 수 있다. 다시 말해, 제 나이보다 건강한 혈관을 가진 사람이 있고 그와는 반대로 나이 이상으로 혈관이 손상되어 있는 사람이 있다.

특히 심장 수술을 받기 위해 우리 병원을 찾는 환자 대부분은 이미 혈관이 꽤 약해져 있는 경우가 많다.

그런데 이 같은 차이는 어디에서 비롯될까?

혈관도 안티에이징이 가능할까?

지금부터 그 답에 관해 자세히 설명해 나가고자 한다. 한 가지, 여기서 분명히 해두고 싶은 점이 있다. **안티에이징은 '젊어지는 것'이 아니라 노화의 시계를 천천히 가게 하는 것**이다.

다시 말해 노화의 속도를 늦출 수 있으면 건강한 혈관을 오래도록 유지할 수 있다.

'인간은 혈관부터 늙는다'라고 말하는 이유는 우리가 자각하지 못할 뿐, 생명 활동을 하는 데 있어서 혈관이 매우 중요한 역할을 하는 기관이기 때문이다.

혈관의 주요 기능은 다음과 같다.

- **신체의 모든 세포에 산소와 영양을 공급한다**
- **노폐물과 이산화탄소를 회수하고 배출한다**
- **호르몬과 면역세포를 운반한다**
- **혈관을 수축하거나 확장시켜 체온과 혈압을 조절한다**

혈관에 노화가 진행되면 이러한 역할이 제 기능을 다하지 못하게 되고, 결국 몸 전체의 노화가 가속화될 수밖에 없다.

다만 혈관에 노화가 시작되었다고 해서 바로 일상생활에 큰 불편을 느끼는 것은 아니다.

🩸 혈관의 노화가 '돌연사'를 초래한다

진짜 문제는 노화한 혈관을 방치하는 데 있다.

손상된 혈관을 그대로 두면 상태는 점점 더 빠르게 악화된다. 그러면 앞에서 언급한 기능을 제대로 수행하지 못할 뿐 아니라 돌연사를 부르는 질병의 위험이 현저하게 높아진다. 이것이 바로 손상된 혈관이 극히 위험한 이유다.

돌연사란, 질병이 발병하고 24시간 이내에 사망하는 경우를 말한다. 전체 사망자 10명 중 1명이 돌연사로 사망한다고 하니 이는 결코 드문 일이 아니다.

그중에 약 60%는 심근경색, 급성 심장사, 대동맥박리 및 대동맥류 파열과 같은 심혈관계 질병이며, 약 20%는 지주막하출혈, 뇌경색 등의 뇌혈관계 질병이다. 요컨대, 돌연사의 약 80%가 혈관 이상에서 기인하는 것이다.

자세한 내용은 뒤에서 설명하겠지만, 혈관의 손상은 어떤 상태를 말하는 것일까? 그것은 혈관이 탄력을 잃고 딱딱하게 굳어 작은 압력에도 매우 취약해지는 것을 말한다. 이것이 바로 **'동맥경화'**다.

그리고 동맥경화가 진행되면 혈관 내부가 점점 좁아지고 (협착), 경우에 따라서는 혈관의 일부가 혹처럼 부풀어 오르기도 한다.

동맥경화가 진행되면 혈관이 찢어지거나 혹이 터져 혈관이 막히는데, 이러한 증상은 언제 일어나도 전혀 이상할 것이 없다. 심장의 혈관에 이상이 생기면 심혈관계 질병, 뇌혈관에 문제가 발생하면 뇌혈관계 질병으로 이어진다.

이러한 질병은 환자를 사망에 이르게 할 뿐 아니라 설령 목숨을 건진다 해도 일상생활에 큰 제약이 따르는 후유증을 남긴다.

혈관이 손상된 상태라도 혈관이 찢어지고 터지고 막히지 않는 한 아무 문제 없이 일상생활을 영위할 수 있다. 하지만 이것은 **시한폭탄을 안고 살아가는 것**과 마찬가지다.

누군가와 즐겁게 대화를 나누고 맛있는 음식을 먹고 마실 수 있는 것은 단지 운이 좋아서일 뿐이다. 그 시한폭탄의 스위치가 언제든 켜질 수 있다는 점을 알아야 한다.

동맥경화가 발생하면…

혈관이 찢어진다

혈관이 탄력을 잃고
딱딱하게 굳어
혈관이 찢어질 수 있다

적혈구
혈관

혈관이 파열한다

압력

딱딱하게 굳은 혈관에
압력이 가해지면 일부가
혹처럼 부풀어 올라
결국에는 파열한다

혈관이 막힌다

혈전(핏덩이)

죽상판(또는 플라크라
함)이 터져 혈전이
생긴다. 이 혈전이
고여 혈관을 막는다

죽상판(콜레스테롤 덩어리)

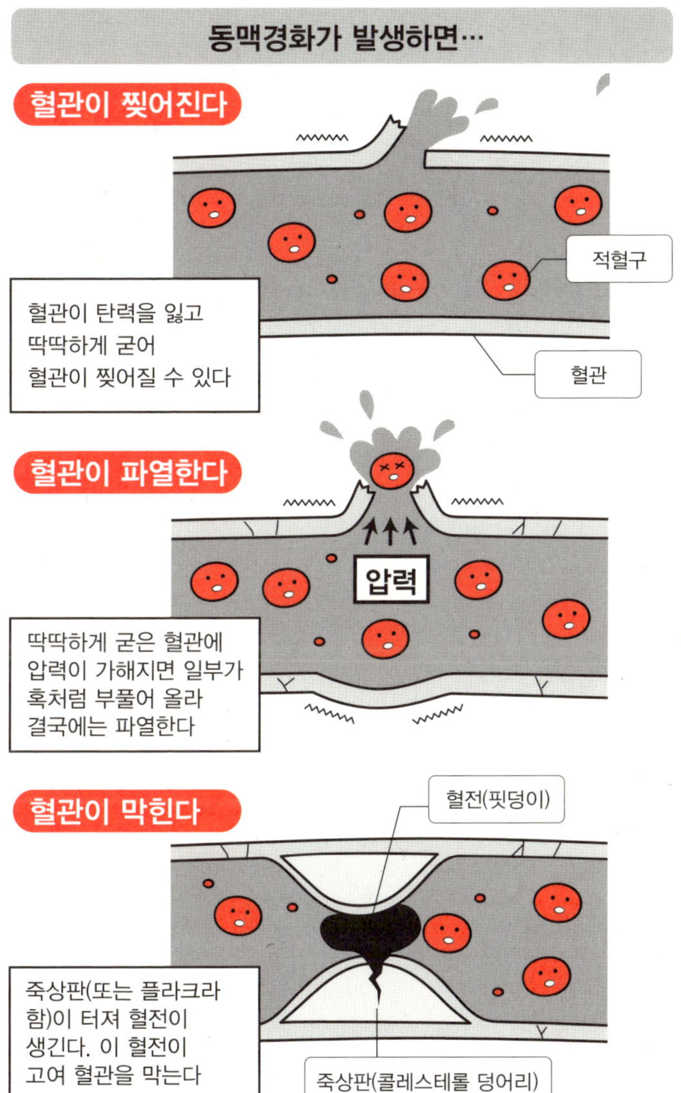

그런데 이렇게 혈관이 손상되기 전에 제동을 걸어주는 존재가 있다. 바로 **'좋은 혈액'**이다.

혈관의 노화는 단순히 노화에 따른 혈관 자체의 변화보다도 그 안을 타고 흐르는 혈액 상태에 큰 영향을 받는다. **깨끗한 물이 흐르는 수도관과 오염수가 흐르는 하수관을 상상해 보자. 어느 쪽 관이 더 오래 견딜 수 있을지는 굳이 설명하지 않아도 누구나 쉽게 알 수 있을 것이다.**

무적의 장기 '심장'도
혈관이 손상되면 멈춰 선다

암에 걸리지 않는 장기, 심장

우리 인간이 건강하게 살아가는 데 중요한 장기가 있다. 생명 유지에 있어 엔진 역할을 하는 심장과 사령탑 역할을 하는 뇌이다.

물론 다른 장기도 중요하지만, 이 두 장기에 문제가 생기면 한순간에 생명이 위험할 수 있다.

그래서 **심장과 뇌는** 다른 장기들과는 다른 특징을 지니고 있다.

바로 **암에 잘 걸리지 않는다**는 점이다.

심장의 세포(심근세포)는 거의 세포분열을 하지 않기 때문에 만약 암세포가 생기더라도 쉽게 증식하지 않는다.

또한 심장은 다른 장기에 비해 혈류량이 많고 흐름이 빠르기 때문에 발암 물질이나 노폐물이 잘 쌓이지 않는다. 만일 세포가 암으로 변하더라도 혈류 속 면역세포에 의해 제거된다.

뇌의 신경세포(뉴런)도 심근세포처럼 기본적으로는 세포분열을 하지 않고 평생 거의 같은 세포를 사용한다.

또한 뇌의 혈관에는 발암 물질이나 바이러스 같은 유해 물질의 침입을 방어하는 '**뇌혈관장벽**(BBB, Blood-Brain Barrier)'이 있다.

이 시스템은 마치 **우리가 해외여행을 할 때 필요한 입국심사와 같아서** 심사를 통과한 물질만이 뇌 속으로 들어갈 수 있다. 그만큼 우리 몸은 사령탑으로써의 뇌를 철저하게 보호하는 것이다.

단 어디까지나 잘 걸리지 않는 것이지 절대로 암이 발병하지 않는다는 뜻은 아니다. 신경세포를 지원하고 보호하는 신경아교세포(glia cells)는 분열하기 때문에 암으로 진행될 수 있다. 그리고 또 다른 장기에서 생긴 암세포가 혈류를 타고 뇌로 전이되는 경우가 있으므로 이 또한 주의해야 한다.

🩸 손상된 혈관에서 발생하는 문제에 취약한 심장

이처럼 심장과 뇌는 암에 잘 걸리지 않는다.

하지만 혈관이 손상되어 생기는 문제에는 매우 취약한 장기이기도 하다.

심장에는 **심장이 스스로 움직이는 데 필요한 산소와 영양분을 공급하는 특별한 혈관인 '관상동맥'**이 있다. 이 관상동맥은 좌우 두 갈래로 갈라지고 이 중에 왼쪽 혈관이 다시 두 갈래로 갈라진다(28쪽 그림 참고).

이 세 개의 혈관은 지름이 약 1~3㎜ 정도로 매우 가늘기 때문에 손상되면 문제가 발생할 수 있다. 혈관이 막히거나 터지면 순식간에 심장의 기능이 악화된다.

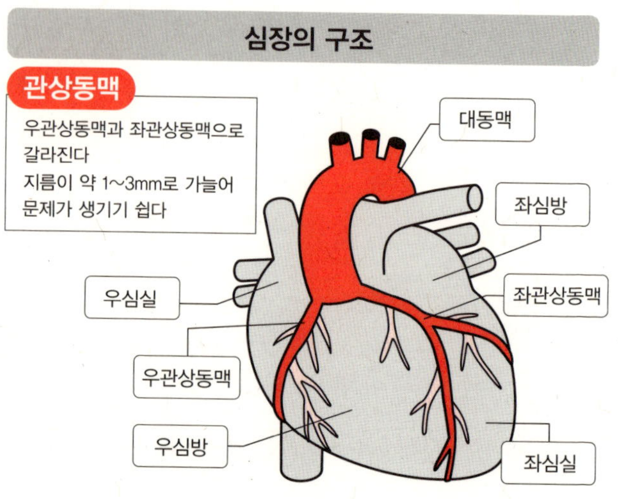

한편, 뇌에는 다른 어떤 장기와도 비교가 안 될 만큼 가는 혈관이 촘촘하고 복잡하게 지나고 있다. 이는 **뇌의 모든 부위가 활발하게 작동하기 위해 구석구석까지 끊임없이 에너지를 공급해야 하기 때문**이다.

뇌의 무게는 몸무게의 약 2% 정도에 불과하지만, 에너지 소비량은 우리 몸 전체의 약 20%나 차지한다고 한다.

이렇게 뇌에 분포하는 혈관은 매우 가늘기 때문에 동맥경화가 진행되면 쉽게 막히고 터질 수 있음을 애써 강조하지

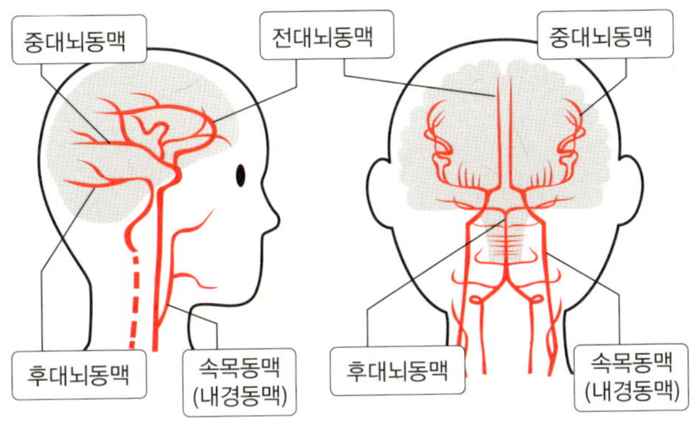

않아도 충분히 짐작할 수 있을 것이다.

우리 몸의 생명 활동을 책임지는 엔진으로써의 심장과 지휘 본부 역할을 하는 뇌는 기능이 쉽게 멈추지 않도록 다른 장기보다 훨씬 더 정교하게 설계되어 있다.

그럼에도 '손상된 혈관'으로 인해 발생하는 문제는 완전히 예방할 수 없다. 그러므로 건강한 혈관을 오래도록 유지하는 것이 중요하다.

손상된 혈관은 10년, 20년에 걸쳐 스스로 만든 작품

🩸 혈관이 가장 건강한 나이는 19세

여기까지 읽고 '혈관의 손상'이 얼마나 위험한가 이해했는지 모르겠다. 건강에 관심이 많아 이 책을 읽고 있는 사람이라도 자신의 일로는 쉽게 와 닿지 않을 수 있다. 왜냐하면, 혈관이 상당히 약해져 있어도 일상생활에서는 별다른 불편을 느끼지 못하기 때문이다.

그런데 여기서 확실히 말해 두고 싶은 것이 있다.

여러분의 혈관도 분명 손상이 진행되고 있다는 점이다.

우리 **인간의 혈관이 가장 건강한 시기는** 일반적으로 **20대에서 30대 초반**이라 한다. 혹은 **최고의 컨디션은 19세라는 주장**도 있다.

그러면 이 시기 이후에는 어떻게 될까? 물론 나이가 들수록 혈관은 노화가 진행되면서 점점 약화된다.

가장 건강한 상태의 혈관을 새 고무호스라고 상상해 보자. 탄력도 좋고 내부 상태도 깨끗하다. 하지만 아무리 튼튼한 고무호스라도 계속 사용하면 겉도 속도 낡고 오염되기 마련이다. 호스의 관은 탄력성을 잃고 그 안에는 찌꺼기가 쌓이게 된다.

그래도 수도꼭지를 틀면 고무호스를 타고 물이 흐른다.

혈관도 마찬가지다.

나이가 들면 혈관의 손상은 계속해서 진행되지만 그렇다고 완전히 막혀 혈류가 멈추는 일은 좀처럼 발생하지 않는다. 최악의 경우, 혈관이 파열하거나 완전히 막혔을 때에 더 이상 혈액이 흐르지 않게 되는 것이다.

그런데 혈관과 고무호스는 결정적 차이가 있다. 도구를 사용하면 고무호스는 내부를 청소할 수 있지만, 혈관은 그럴 수가 없다.

요컨대, 한번 더러워진 혈관은 그 상태에서 쉽게 벗어날 수 없다. 이것이 혈관이 손상되는 가장 큰 이유다. 이런 관점에서 혈관에는 자신이 걸어온 삶의 이력이 그대로 새겨져 있다고도 할 수 있다.

혈관의 손상은 단기간에 진행되지 않는다. **10년, 20년이라는 오랜 시간에 걸쳐 자신이 만든 결과물**인 것이다.

🩸 동맥이 상처 입고 손상되는 구조

혈관은 여러 단계를 거쳐 서서히 손상을 입는다.

먼저, 혈관의 기본적인 구조와 종류에 관해 살펴보자. 혈관은 크게 동맥, 정맥, 모세혈관 총 3종류로 나뉜다. 각각의 역할을 간단히 정리하면 다음과 같다.

동맥 … 산소 함량이 높은 혈액을 심장에서 온몸으로 내보낸다

정맥 … 노폐물과 이산화탄소가 들어 있는 혈액을 다시 심장으로 운반한다

모세혈관 … 몸 구석구석까지 산소와 영양을 공급하고 노폐물과 이산화탄소를 회수한다

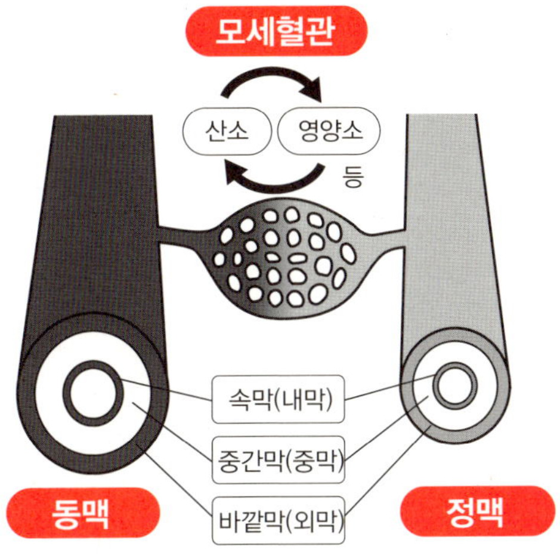

이 3종류의 혈관은 그 구조에도 차이가 있다. 동맥과 정맥은 혈관을 보호하는 '바깥막'과 혈관을 수축, 이완시키는 '중간막', 혈관을 속을 흐르는 혈액에 직접 노출되는 '속막'으로 이루어진 3층 구조다. 이에 비해 모세혈관은 속막만을 가지는 단층 구조로 되어 있다.

3종류의 혈관 중에서 손상을 입기 쉬운 혈관은 바로 동맥이다.

왜냐면 동맥은 많은 양의 혈액을 몸 전체로 운반하기 때문에 혈관이 받는 부담이 매우 크다. 반면, 정맥과 모세혈관은 상대적으로 부담이 적은 데다 모세혈관은 매우 가늘기 때문에 **혈관을 손상시키는 LDL 콜레스테롤**(나쁜 콜레스테롤)이 잘 쌓이지 않는다. 단, 노화로 인한 혈관의 손상은 정맥도 모세혈관도 피해 갈 수 없다.

한편, 동맥이 손상되기까지는 여러 단계를 거치게 된다.

제1단계 … 혈관의 속막이 손상을 입는다

혈압 또는 LDL 콜레스테롤의 수치가 높은 상태가 지속되거나 흡연하는 경우, 혈관의 속막이 손상을 입고 우리의 몸은 이를 회복하기 위해 염증 반응을 일으킨다.

이 말은, 피부에 긁히거나 쓸려 생긴 상처가 자연스럽게 아물듯이, 혈관 안에서도 그런 치유의 과정이 반복되고 있음을 뜻한다.

제2단계 … 혈관 안쪽에 지방이나 콜레스테롤 덩어리가 생긴다

혈관 속막이 반복해서 손상되면 그 자리에 지방이나 LDL

콜레스테롤 같은 물질이 쌓여 결국에는 '**플라크(plaque)**'라는 **딱딱한 덩어리**가 형성된다.

제3단계 … 덩어리가 점점 커진다

지방이나 LDL 콜레스테롤이 쌓여 플라크가 커지면 혈관의 중간막은 두껍고 딱딱하게 굳는다. 그리고 혈관의 전체 지름은 그대로인 상태에서 플라크가 점점 커지면 당연히 혈관 속 통로는 점점 좁아진다.

제4단계 … 칼슘이 플라크에 달라붙는다

플라크가 커질수록 칼슘도 그곳에 잘 쌓인다. 뼈의 성분이기도 한 칼슘이 플라크에 들러붙어 딱딱하게 굳는 **현상을 '석회화'라 한다.** 여기에 노화까지 더해져 혈관 자체가 굳어 더욱 탄력을 잃게 된다.

제5단계 … 플라크가 파열한다

플라크가 생기면 혈관의 속막이 손상되어 쉽게 찢어질 수 있다. 결국 플라크가 터져 혈액과 만나면 **혈전(핏덩이)**이 생긴다. 작은 혈전은 대부분은 저절로 녹아 없어지지만 큰 혈전은 혈관을 막는 원인이 된다.

심장의 관상동맥에서 일어나면 심근경색, 뇌의 혈관에서 일어나면 뇌경색이다.

제6단계 … 혈관에 혹이 생긴다

플라크가 커지고 혈관이 탄력을 잃으면 혈압을 견디지 못해 혹처럼 부풀어 오른다. 이것이 바로 동맥류다. 그리고 이 혹이 커지면 파열 위험도 커진다. 이렇게 6단계까지 진행된 혈관을 치료하지 않으면 혈관이 언제 막히거나 터질지 알 수 없게 된다. 혈관의 손상을 방치하는 것은 마치 늘 곁에 **'죽음의 그림자'를 드리우고 사는 삶과 마찬가지인 것**이다.

그렇다고 너무 두려워할 필요는 없다. 나이가 들면 누구나 혈관이 탄력을 잃고 조금씩 노화가 진행되기 마련이다. 어디까지나 혈관의 노화 속도를 얼마나 늦출 수 있는가 하는 점이 중요하다. 이렇게 혈관의 상태를 잘 관리하면 100세까지도 충분히 건강한 혈관을 지킬 수 있다.

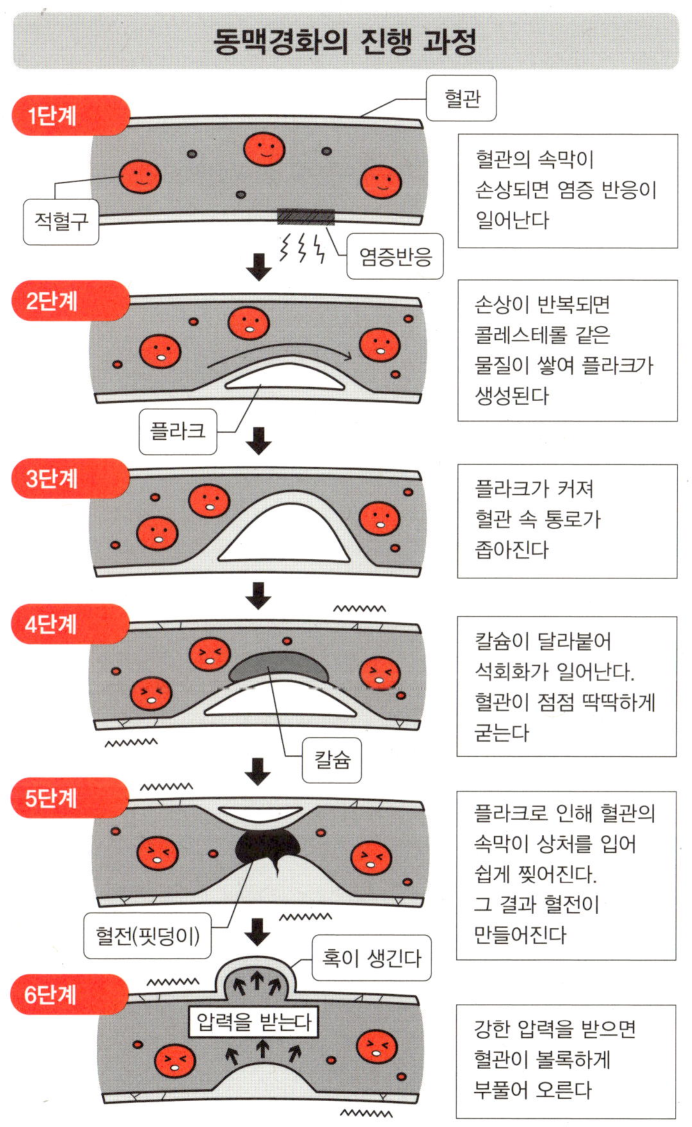

동맥경화의 진행 과정

혈관
1단계
적혈구
염증반응
혈관의 속막이 손상되면 염증 반응이 일어난다

2단계
플라크
손상이 반복되면 콜레스테롤 같은 물질이 쌓여 플라크가 생성된다

3단계
플라크가 커져 혈관 속 통로가 좁아진다

4단계
칼슘
칼슘이 달라붙어 석회화가 일어난다. 혈관이 점점 딱딱하게 굳는다

5단계
혈전(핏덩이)
플라크로 인해 혈관의 속막이 상처를 입어 쉽게 찢어진다. 그 결과 혈전이 만들어진다

혹이 생긴다
6단계
압력을 받는다
강한 압력을 받으면 혈관이 볼록하게 부풀어 오른다

수술할 수 없는 혈관도 있다

혈관의 손상으로부터 생명을 지키는 심장혈관외과 의사

인간의 몸에는 혈관이 손상되어 혈액 순환에 문제가 생겨도 산소와 영양분을 원활히 공급할 수 있는 **'곁순환로(측부순환로)'**라는 시스템이 있다.

이 곁순환로는 기존의 혈관이 좁아지거나 막혀 혈액의 흐름이 원활하지 않을 때 대신 사용할 수 있는 우회 경로와 같은 혈관이다. 마치 교통 체증을 피하기 위해 우회도로를 이용하는 것과 비슷하다.

심장이나 뇌에도 혈관 노화로 인해 혈류가 약해지면 이런 곁순환로가 형성된다.

다만, 이 혈관은 단기간에 인위적으로 만들어낼 수 있는 것이 아니므로 손상이 빠르게 진행되면 제때 역할을 못할 수도 있다.

게다가, 아예 곁순환로를 만들지 못하는 '**끝동맥**(종동맥, 다른 혈관과 연결이 부족하거나 없는 혈관)'도 있다. 이 동맥은 막다른 길과 같아서 완전히 막히면 그 앞쪽 조직이 괴사된다.

이러한 끝동맥의 대표적인 예가 바로 심장의 관상동맥과 뇌동맥, 신장의 동맥, 눈의 망막동맥이다.

예컨대, 심장에는 심장벽을 이루는 근육, 즉 심근에 혈액을 공급하는 세 개의 혈관이 있고 그 각각은 심근의 앞벽(Anterior wall), 가쪽벽(Lateral wall), 아랫벽(Inferior wall)을 담당한다. 이것은 세 마지기 논에 비유할 수 있다. 관개용수로부터 각각 하나의 수로를 이용해 벼를 키우는 것과 같다. 따라서 세 수로 중 어느 하나가 막히면 그 해당 논의 벼는 말라 죽게 된다. 논은 두렁으로 분리되어 있어 물이 흘러들지 않기 때문이다.

하지만, 오랜 시간에 걸쳐 천천히 수로가 막히면 옆 논두

령에서 작은 물길이 트이고 적은 양이라도 물이 공급되어 벼가 죽지 않고 성장할 수 있는 환경이 조성된다. 다소 건조하기는 하지만 말라 죽지는 않는다.

이런 낡고 손상된 혈관의 위험으로부터 생명을 구하는 것이 바로 우리 심장혈관외과 전문의이다.

그렇다면 우리 의사들은 어떤 치료를 하고 있을까? 치료법의 하나가 바로 **'카테터 치료'**이다.

카테터 치료란, 혈관 안에 가는 관(카테터)을 삽입하여 시술을 말한다. 이 관을 치료가 필요한 위치까지 밀어 넣은 다음 벌룬(풍선같은 도구)을 이용해 혈관을 확장하거나 스텐트(그물 모양의 금속관)로 혈관을 넓힌 다음 고정하여 막힌 상태를 해소한다.

그리고 또 다른 하나가 **'혈류 우회술'**이다.

이 수술은 막힌 혈관을 대신할 새로운 혈관을 연결하여 혈액의 흐름을 확보하는 수술이다.

두 가지 모두 효과적인 방법이지만, **혈관의 손상 정도가 심한 경우에는 치료 자체가 어려울 수 있다.**

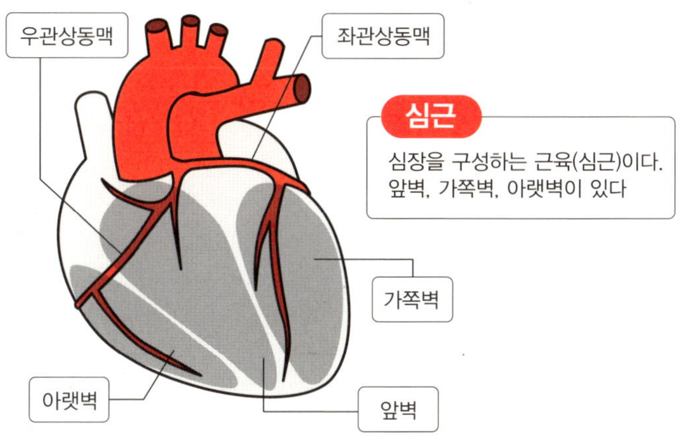

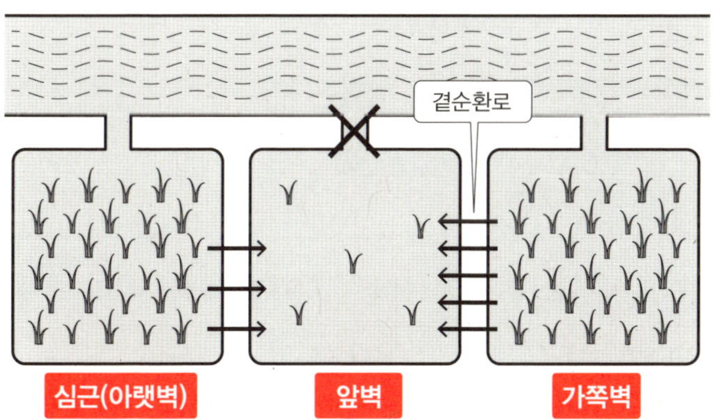

3개의 논 중에서 가운데 수로 하나가 막히면 그 논은
마르기 시작하는데, 양쪽 옆에 있는 논에서 수로 역할을 하는
겯순환로가 생겨 물을 공급한다

카테터 치료는 혈관이 너무 좁아져 관을 삽입할 수 없을 경우에는 실시할 수 없다. 카테터 치료가 가능한 혈관의 지름은 약 2㎜ 정도까지다.

혈류 우회술은 이보다 조금 더 좁은 혈관에서도 가능하지만 1.5㎜ 이하에서는 수술이 어렵고, 1㎜ 이하면 수술이 불가능하다고 보아야 한다.

한편, 혈류 우회술로 만드는 우회로에 사용하는 혈관은 몸의 다른 부위에서 채취한 자신의 혈관이다. 그러므로 몸 전체적으로 동맥경화가 진행된 경우에는 사용할 수 있는 건강한 혈관이 없을 수 있다.

게다가 석회화가 진행된 혈관은 의료용 가위나 메스로는 자를 수 없을 만큼 딱딱할 수 있다.

석회화한 부위가 탈락되거나 바늘이 전혀 들어가지 않기도 한다. 연결할 수 있는 혈관이 있다면 다행이지만 그마저도 없다면 살리고 싶어도 살릴 수 없는 상황이 있을 수 있다.(인공혈관을 모든 환자에게 사용할 수 있는 것은 아니다.)

한 번 손상된 혈관은 되돌릴 수 없다

혈관을 단련할 수 있다는 말은 거짓

인간의 몸은 원래 튼튼하게 만들어져 있다. 그리고 혈관이 가장 건강한 시기는 19세 정도로 알려져 있는데, 그 이후에 바로 노화가 진행되고 약해지는 것은 아니다.

시간이 지나면서 조금씩 딱딱해지고 혈관의 내부가 좁아지기 시작한다.

손상된 혈관이 10년, 20년에 걸쳐 만든 자신의 작품이라고 말하는 이유가 바로 여기에 있다. 그리고 한번 **손상된 혈관은 예전처럼 건강한 상태로 되돌릴 수 없다**는 사실을 꼭 기억해야 한다.

손상된 혈관은 낡은 고무줄과 같은 상태라 할 수 있다. 유연성을 잃어 늘어났다 줄어드는 탄력이 감소한다. 너무 무리하게 당기면 툭 끊어질 수도 있다. 한편, 혈관 내부는 녹슨 배수관처럼 변해 버린다. 아무리 물로 씻어내도 녹은 쉽게 벗겨지지 않는다.

'혈관은 잘 관리하면 젊은 시절처럼 회복될 수 있다'고 말하는 사람도 있지만, 결코 원래 건강했던 혈관으로는 되돌릴 수 없다.

동맥과 정맥의 중간막은 **'평활근(平滑筋)'**이라는 근육으로 이루어져 있으므로 단련하면 강해질 것이라고 생각할 수도 있다. 물론 일반적인 근육은 운동하면 강해지는 것이 사실이다. 그런데 민무늬근(평활근)은 어떻게 관리할 수 있을까?

설령 관리하고 단련해서 어떤 방법으로든 두꺼워진다고 해도 과연 그것이 혈관에 어떤 이점이 있다는 것일까? 안타깝게도 이 주장에는 어떠한 과학적 근거도 없다.

혈관은 결코 다시 젊어지지 않는다. 이 사실을 정확히 이해해야 한다.

앞에서 소개한 심장혈관외과 의사의 치료 역시, 어디까지나 돌연사를 예방하기 위한 보조적 수단에 지나지 않는다. 그리고 이미 손상된 혈관을 근본적으로 치료할 수 있는 방법은 없다.

혈관이 젊어질 수 없다는 사실을 알았다면 그다음, 우리가 해야 할 일은 무엇일까? 바로 **혈관의 노화 속도를 늦추는 것**이다.

내리막길에서 브레이크를 밟지 않으면 내려가는 속도는 점점 빨라질 수밖에 없다. 다시 말해, 지금까지의 10년보다 앞으로 10년 동안 혈관 노화가 더 빠르게 진행될 수 있다.

앞에서도 설명했듯이 손상된 혈관으로 계속 살아갈 수 있을지, 없을지는 결국 '운(運)'에 달려 있다. 혈전이 생기더라도 잘 녹아 흘러가면 혈관은 막히지 않고, 혹(동맥류)이 생겨도 반드시 파열하지는 않는다.

하지만 운이 나빠서 심장의 관상동맥 중 하나가 막히거나 세 혈관 중 두 개가 막힌다면 목숨을 구하기는 결코 쉬운 일이 아니다.

건강검진만으로는 혈관의 상태를 파악하기 어렵다

심전도나 엑스레이, 초음파 검사로도 진단할 수 없다

혈관이 손상되면 심각한 문제가 생길 수 있다는 점을 충분히 이해했을 것이다.

그런데 현실에서는 혈관의 노화가 진행되고 손상될 때까지 방치하는 사람이 많다.

왜냐하면, 혈관은 조금 굳고 좁아지고 석회화되어도 자각 증상이 나타나지 않기 때문이다.

게다가 **일반 건강검진이나 회사에서 실시하는 정기검진만으로는 혈관 상태를 전혀 알 수가 없다.** 혈관의 이상을 느끼지 못하면 보통은 생활 습관을 바꾸거나 조심해야 한다는 생각을 못하기 마련이다.

'심전도나 엑스레이, 초음파(에코) 검사로도 혈관 상태를 알 수 없나요?'라고 질문을 받곤 하는데, 이런 검사로는 혈관 상태를 정확히 진단하기 어렵다. 극단적으로 말하면, **이런 검사를 통해서는 혈관이 거의 막히기 직전 상태가 되더라도 발견되지 않을 수 있다.**

심전도 검사를 통해서는 심장 규칙적으로 뛰고 있는지를 확인할 수 있다.

다시 말해, 심장의 리듬(맥박)이 불규칙한 '부정맥'은 진단할 수 있다.

부정맥은 심근경색이나 뇌경색으로 이어질 수 있어 무시할 수 없는 증상이지만, 문제는 돌연사를 유발할 수 있는 혈관인지 그 상태까지는 알 수 없다.

또한, 흉부 엑스레이(X-ray)로는 심장이 커졌는지, 대동맥이 부풀었는지 정도는 알 수 있지만, 심장으로 가는 혈관의 상태까지는 확인할 수가 없다.

초음파 검사(심장 초음파)도 마찬가지이다. 심장이 제대로 뛰고 있는지, 혈액이 역류하지는 않는지, 심장 주변의 혈관이 두꺼워지지는 않았는지 정도만 확인할 수 있다.

또한 심장질환 중 하나인 **심장판막증**(심장의 4개 방을 나누는 판막에 이상이 생기는 질환)은 초음파 검사로 어느 정도는 진단할 수 있다. 하지만, 혈관이 얼마나 좁아졌는지는 확인할 수 없다.

초음파로 유일하게 정보를 얻을 수 있는 방법은 그 대상이 심장이 아닌 심장에서 뇌로 혈액을 공급하는 경동맥에 대한 경동맥 에코 검사이다.

목의 경동맥은 인간의 몸에서 가장 바깥쪽에 위치하는 동맥이기 때문에 플라크가 얼마나 쌓였는지, 석회화가 어느 정도 진행되었는지를 확인할 수 있다. 그리고, 경동맥에 동맥경화가 진행되어 있다면 전신의 동맥경화도 함께 진행되어 있을 가능성이 높기 때문에 경동맥 상태는 혈관의 건강을 측정하는 중요한 기준이 된다.

다만, 일부 종합검진 항목에 경동맥 초음파(에코)가 포함되기도 하지만 일반적인 건강검진 항목에는 들어 있지 않은 경우가 많다.

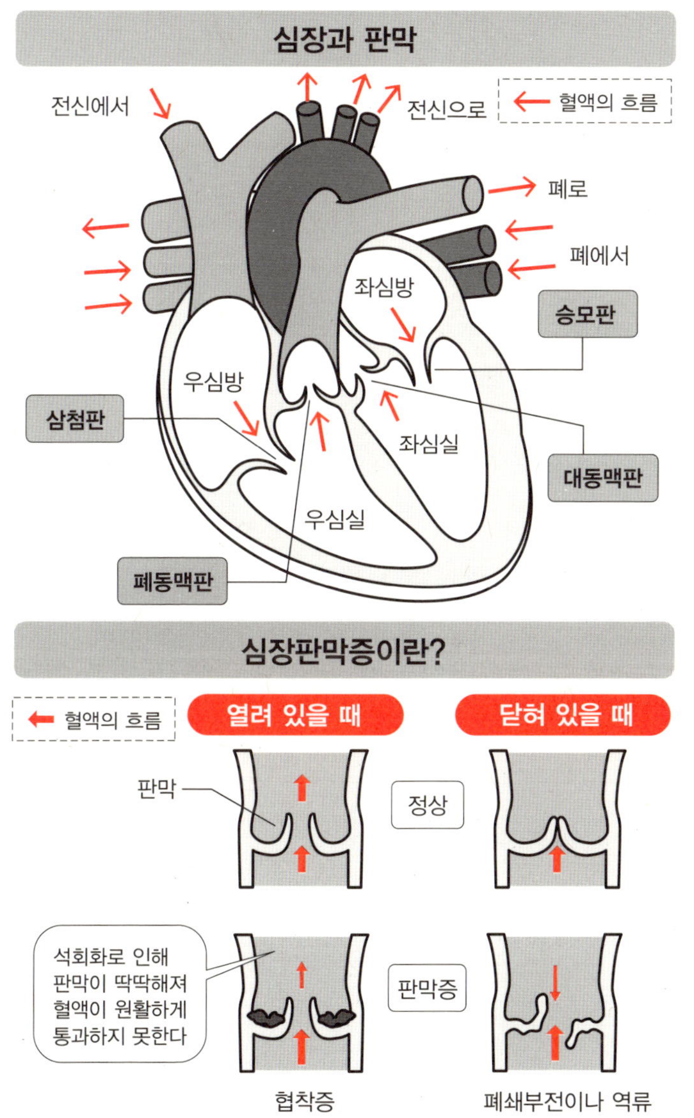
심장과 판막
전신에서
전신으로
혈액의 흐름
폐로
폐에서
좌심방
승모판
우심방
삼첨판
좌심실
대동맥판
우심실
폐동맥판

심장판막증이란?
혈액의 흐름
열려 있을 때
닫혀 있을 때
판막
정상
석회화로 인해
판막이 딱딱해져
혈액이 원활하게
통과하지 못한다
판막증
협착증
폐쇄부전이나 역류

혈관 나이로는 동맥경화의 진행 정도만 알 수 있다

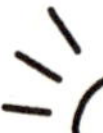 **5~10분으로 끝나는 간단한 검사**

'**혈관 나이**'란 혈관의 노화가 어느 정도 진행되었는지를 나타내는 지표다.

자신의 혈관 상태를 파악할 때, 혈관 나이를 참고하는 사람들도 있겠지만, 그 결과만으로는 혈관 상태까지는 알 수가 없다.

혈관 나이로는 혈관이 얼마나 굳었는지 다시 말해, **동맥경화의 진행용 정도를 알 수 있다.**

혈관 나이가 많으면(혈관 노화로 인해) 혈류가 나빠지고, 요통이나 어깨 결림과 같은 신체 이상이 발생한다. 이런 상태가 좀 더 심각해지면 심근경색이나 혈관 질환의 위험도 증가한다.

　다시 말해, 혈관 나이를 측정하고 문제를 개선하면 이러한 질병의 발병 위험을 줄이는 데 도움이 된다.

　혈관 나이를 측정하는 대표적인 검사로 **심장발목혈관지수(CAVI)와 발목위팔혈압지수(ABI)**가 있다. CAVI는 혈관이 굳은 정도를 체크하고 ABI는 혈관의 막힌 상태를 검사하여 그 결과를 토대로 평가한다.

　검사 자체는 매우 간단하다. 침대에 누운 상태에서 팔과 다리에 혈압 측정기를 부착하기만 하면 된다. 2가지를 모두 검사해도 5~10분이면 충분하다.

　순환기내과나 건강검진을 실시하는 대부분의 의료기관에서 검사를 받을 수 있다. 검사 비용은 자비 부담(자유 진료)일 경우에 약 5,000엔(한화 약 50,000원)이다. 의사의 판단으로 보험 적용이 되면 약 500~1,500엔(한화 약 5,000~15,000원) 정도다.

환자가 원하면 검사가 가능하므로 혈관 상태가 궁금한 사람은 확인해 보는 것이 좋겠다.

만약 검사 결과, **혈관 나이가 실제 나이보다 높게 나오면 혈관이 굳어가고 있다는 뜻이므로 혈관이 손상되고 있다는 경고로 받아들이는 것이 좋다.** 그대로 방치하면 손쓸 수 없는 심각한 상태가 될 수도 있다.

단, 다시 한번 말하지만, 혈관 나이만으로는 혈관의 전체 상태를 알 수 없다. 그리고 검사 결과가 실제 나이보다 젊게 나왔다고 해서 혈관이 젊어진 것도 아니므로 그 숫자에 집착할 필요는 없다.

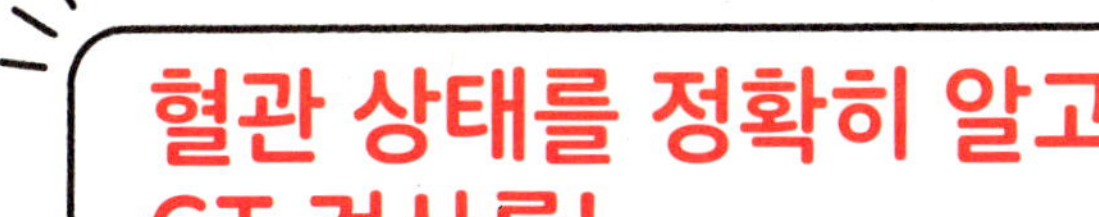

조영제를 사용한 검사는 혈관의 전체 모습을 확인할 수 있다

건강검진이나 혈관 나이만으로는 혈관 상태를 정확히 알 수 없다. 일반적인 검사로는 심근경색이나 뇌경색의 전조를 알아차리기가 거의 불가능하다. 그렇다고 혈관이 손상될 때까지 모르고 있다가 결국 막힐 때까지 기다려야 할까? 그렇지 않다. 다행히 혈관 상태를 확인할 수 있는 검사 방법이 있다.

다만, 이 검사는 **통증이 동반된다.**

일반적인 검사에서는 피를 뽑을 때 따끔한 정도로 통증이 거의 없다. 하지만 지금부터 소개하는 검사는 통증이 동반될 수 있다. 바로 **'조영제'**를 사용하는 검사다.

조영제란 몸속을 좀 더 선명하게 촬영하기 위해 사용하는 약물로, 보통 팔꿈치 쪽 정맥을 통해 주입한다.

주삿바늘의 통증은 잠깐이지만, 조영제를 넣는 과정에서 통증이 따를 수 있다.

또한, 주입 중에 몸에 열감을 느끼거나 사람에 따라서는 주입 후에 메스꺼움이나 목에 이물감을 느끼기도 한다.

역시 몸속에 이물질을 넣는 경험이 기분 좋을 수는 없을 것이다.

심장의 경우, 조영제를 주입한 뒤 **컴퓨터단층촬영(CT, Computed Tomography)**을 하고 뇌의 경우에는 조영제를 주입한 뒤 **자기공명영상(약칭 MRI, Magnetic Resonance Imaging)**을 찍어야 비로소 혈관의 상태를 알 수 있다.

혈관이 얼마나 좁아졌는지 석회화가 어느 정도 진행되었는지 어딘가 혹이 생긴 곳은 없는지 등 동맥경화의 진행 단계를 분명하게 알 수 있다.

검사 결과에 따라서는 카테터 치료나 우회로 수술 같은

치료 방법을 결정하기도 한다.

일반 건강검진에서 조영제를 사용하지 않는 이유는, 아주 드물게라도 조영제에 알레르기 반응을 일으킬 수 있기 때문이다. 이 검사를 실시할 때는 반드시 의사가 입회해야 하며, 본인의 동의가 필요하다.

게다가 특수 검사이기 때문에 비용도 비교적 비싼 편이다. 종합검진이라 하더라도 저렴한 기본 코스에는 대부분 조영제 검사가 포함되지 않는다.

물론, 전액 본인 부담이며 자유 진료의 경우에 순환기내과가 있는 병원이라면 어디서든 검사를 받을 수 있다. 다만 조영제는 신장에 부담을 주므로 매년 받는 것은 바람직하지 않다. **건강이 우려되는 사람은 5년에 한 번 검사를 받는 것이 좋다.**

한편, **50세 이후에는 조영제를 사용하는 검사를 한 번쯤 받아보는 것이 좋다.**

단, 신장 기능이 약하거나 알레르기 체질인 사람은 검사
가 불가능할 수 있으므로 반드시 의사와 상담한 뒤에 결정
해야 한다.

거듭 말하지만 아무리 뛰어난 심장혈관외과 전문의라도
진료 상대는 이미 병이 진행된 환자다. 그리고 돌연사를 예
방할 수는 있어도 손상된 혈관을 예전으로 되돌릴 수는 없
다. 그렇기에 혈관이 망가지기 전에 미리 대비하는 것이 무
엇보다 중요하다.

그 핵심은 바로 **'좋은 혈액'**이다.

이 '좋은 혈액'을 어떻게 만들 수 있을지, 제2장에서 자세
히 살펴보도록 하자.

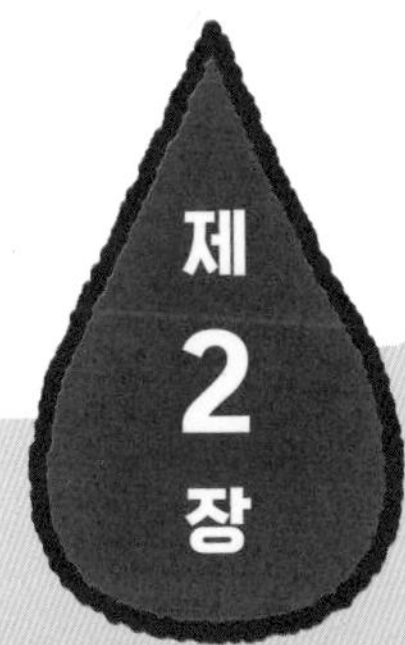

혈관을 손상시키는 '나쁜 혈액'
노화를 늦추는 '좋은 혈액'

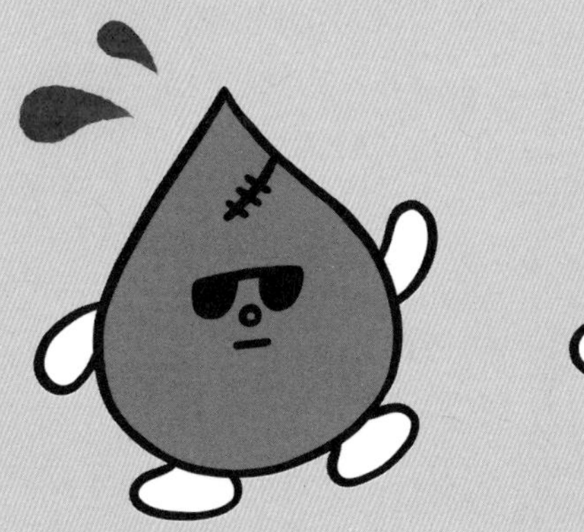

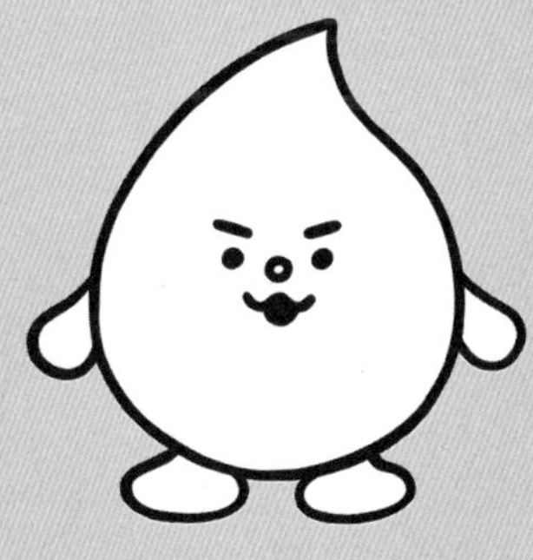

'좋은 혈액'과 '나쁜 혈액'

심장은 1분 동안 약 5리터의 혈액을 내보낸다

혈관의 손상을 예방하려면 혈관 속을 흐르는 피, 바로 우리의 **혈액**에 주목해야 한다.

심장은 1분에 약 5리터의 피를 내보낸다고 한다. 1시간이면 300리터, 1일로 환산하면 무려 7,200리터에 이른다. 운동할 때는 1분당 20~25리터까지 내보낸다고 하니 규칙적으로 운동하는 사람은 그만큼 더 많은 양의 혈액이 혈관 속을 흐르게 된다.

이렇게 많은 양의 혈액이 혈관을 타고 흐르기 때문에 당연한 이야기지만 혈관에 영향을 미칠 수밖에 없다.

같은 혈관이라도 흐르는 혈액의 상태에 따라 운명이 달라진다. 오염된 혈액이 흐르면 혈관은 더 빨리 손상되지만, 깨끗한 혈액이 흐르면 비록 노화에 따른 자연스러운 손상은 피할 수 없어도 혈관 안쪽에서 새롭게 발생하는 손상은 막을 수 있다.

깨끗한 혈액을 유지하면 적어도 노화의 속도는 늦출 수가 있는 것이다.

이 책에서는 **혈관을 손상시키는 오염된 혈액을 '나쁜 혈액'**, 손상을 늦추는 **깨끗한 혈액을 '좋은 혈액'**이라 부르기로 한다.

먼저, 혈액을 이해하는 것부터 시작하자

기본적으로 혈액이 어떤 성분으로 구성되어 있는지 알고 있는가?

혈액은 크게 액체 성분인 **'혈장(血漿)'**과 고체 성분인 **'혈구(血球)'**로 구분된다.

이 중 **혈액의 약 55%를 차지하는 혈장은 대부분이 수분(약 90%)**이며, 그 외에 섭취한 음식 속 영양소, 내분비샘에서 분비하는 호르몬, 그리고 몸밖으로 내보내기 위해 회수한 노폐물 등으로 구성된다.

약 45%를 차지하는 혈구는 대부분이 적혈구로 산소를 운반하는 헤모글로빈이 들어 있다. 그리고 나머지는 세균과 바이러스 같은 병원균의 공격으로부터 몸을 지키는 면역 시스템의 주역 백혈구, 지혈과 혈액 응고를 담당하는 혈소판으로 구성되어 있다.

우리가 매일 활기차고 건강하게 살 수 있는 이유는 이 혈장과 혈구로 이루어진 혈액이 혈관을 따라 온몸 구석구석까지 공급되기 때문이다.

반대로 혈관에 문제가 생겨 좁아지고 막히고 찢어져 혈류가 완전히 멈추면 한순간에 우리는 한순간에 몸을 움직이지 못하게 된다.

이러한 혈관 문제의 근본적인 원인은 '나쁜 혈액'이다. 이 '나쁜 혈액'에는 혈관을 손상시키고 동맥경화를 악화시키는

혈액의 성분
몸의 60%는 수분
대부분 수분
90%
혈장
55%
나머지는
백혈구, 혈소판
대부분 적혈구
90% 이상
혈구
45%

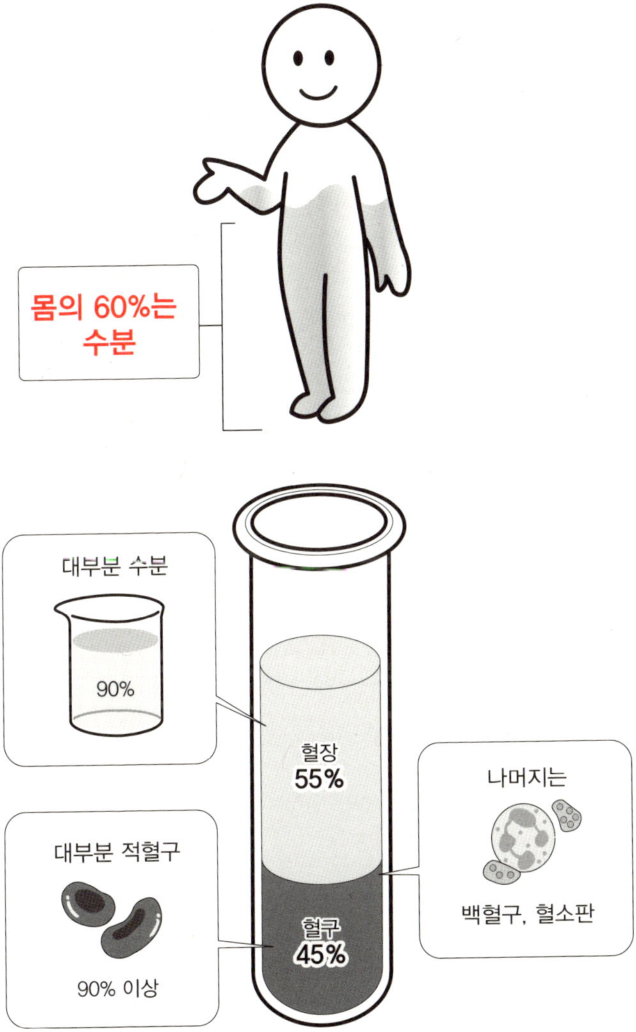

여러 성분이 들어 있다.

반면 '좋은 혈액'은 우리 몸의 각 조직에 필요한 성분들로 구성되어 있다.

지금 여러분의 혈관 속을 흐르는 피(혈액)는 '나쁜 혈액'인가, '좋은 혈액'인가?

우리 혈관의 미래는 어떤 혈액이 흐르느냐에 달려 있다고 해도 지나친 말이 아니다. 나이가 들수록 혈관은 점점 약해지는데 그 속에서 '나쁜 혈액'이 흐른다면 결국 혈관은 손상되어 되돌릴 수 없는 상황을 맞닥뜨릴 수 있다.

건강검진을 통해 '나쁜 혈액'인지, '좋은 혈액'인지 확인할 수 있다

지금 여러분의 혈관 속을 흐르는 피는 '좋은 혈액'일까? '나쁜 혈액'일까?

그 판단을 객관적으로 확인할 수 있는 방법이 바로 **건강검진**이다.

혈관의 상태를 직접 확인할 수 없더라도 그 속을 흐르는 혈액이 '좋은 혈액'인지, '나쁜 혈액'인지는 어느 정도 추측할 수 있다.

건강검진 결과에 신경을 쓰기 시작하는 나이는 언제일까? 아마도 몸무게가 불어나고 쉽게 피로를 느끼며 컨디션

회복에 시간이 필요한 30대 후반에서 40대 무렵일 것이다.

이 나이가 되면 회사 동료나 친구와 나누는 대화에서 건강검진에 대한 이야기가 자주 등장하게 된다. 중성지방이나 콜레스테롤, 요산, 혈당 등의 수치를 걱정하는 사람도 하나둘 늘어간다.

이처럼 사람들 사이에 건강검진이 화제가 되는 이유는 같은 나이대에서 쉽게 공감대를 형성할 수 있기 때문이다. 그동안 건강관리에 소홀했던 사람 중에는 몇몇 항목에서 기준치(건강한 사람의 평균 수치) 이상의 결과지를 받아 들기도 한다.

분명 여러분도 신경 쓰이는 항목이 있을 것이다. 혹은 무엇이든 해야 한다는 조급함에 마음이 초조한 사람도 있을 것이다.

필자 역시 50대 후반부터 중성지방과 콜레스테롤 수치가 오르고 당화혈색소(HbA1c) 수치도 6%대에 근접했다.

당화혈색소란 혈액 속 헤모글로빈에 붙은 당의 비율(적혈구 속 헤모글로빈이 포도당과 결합한 것)로, 이 수치가

6%를 넘으면 당뇨병의 위험이 높아진다.

스스로 거울 속 자신을 보며 몸이 불었다는 것을 깨닫거나 또는 친구에게 '배가 좀 나오기 시작했다'는 지적을 듣기도 했다.

어릴 때는 맘껏 탄산음료를 마시고 군것질을 해도 아무 문제가 없었다. 그런데 어느새 중성지방 수치가 위험수위에 도달한 것을 보니, 노화란 정말 무서운 존재임이 틀림없다. 그래서 지금은 이런저런 이유를 달아 조금씩이나마 식단 조절을 하고 있다.

'나쁜 혈액'은 생활습관병의 위험을 높인다

정도의 차이는 있지만, 젊을 때와 달리 몸이 따라주지 않는 시기가 바로 40~50대이다.

적절한 표현인지는 모르겠지만 '성인병에 걸리기 쉬운 몸이 되었다'고 할 수 있을 것이다. 그리고 이 **성인병을 예방하기 위한 목적으로 실시하는 것이 바로 건강검진이다.**

최근에는 성인병을 생활습관병으로 고쳐 부르기로 했다. 식습관, 운동, 휴식과 같은 생활 습관이 당뇨병과 이상지질혈증(고지혈증), 고혈압 그리고 혈관 손상으로 인한 협심증과 심근경색, 뇌졸중과 같은 질병을 촉발하고 진행시키기 때문이다.

이 생활습관병을 사전에 막기 위해 주의해야 할 지표가 건강검진의 검사 항목이다.

다시 말해, **건강검진 결과에서 '나쁜 혈액'이 확인된다면 그만큼 생활습관병에 걸릴 위험도 크다**는 뜻이 된다.

반대로 '좋은 혈액'이 흐르고 있다면 혈관이 손상될 일도, 생활습관병에 걸릴 위험도 낮아진다. '나쁜 혈액'을 '좋은 혈액'으로 바꾸면 건강한 혈관을 유지할 수 있을 뿐 아니라 생활습관병을 예방할 수도 있다.

지금이 검사 결과를 보고 웃을 수 있는 마지막이 될 수 있음을 잊지 말자.

수분이 부족하면 혈액이 끈적끈적해진다

혈액검사로 수분 부족 상태의 혈액을 확인할 수 있다

그렇다면, 구체적으로 어떤 혈액이 '나쁜 혈액'일까?

'나쁜 혈액'의 특징은 걸쭉하고 끈적끈적한 혈액이다.

혈액이 끈적끈적해지면 혈류가 워활하지 못해 혈액 속 LDL 콜레스테롤과 지방이 혈관 안에 쌓인다.

이 상태가 지속되면 결국 플라크가 생성되어 혈관이 좁아지는 원인이 된다.

또한 끈적끈적한 혈액은 혈관 내막에 상처를 내고 혈소판을 자극하여 혈전을 만든다.

혈액이 점성을 띠는 데는 여러 원인이 있지만, 그중 하나가 **수분 부족**이다.

분말 수프를 끓일 때, 물을 기준량보다 적게 넣으면 수프가 걸쭉해지듯이 혈액 속 수분이 줄어들면 혈액도 점도를 띠게 된다.

건강검진에서 수분 부족 상태를 알 수 있는 혈액검사 항목은 **헤마토크릿(Hematocrit, HCT)**, **혈청 나트륨(Serum Sodium)**, **혈중요소질소(Blood Urea Nitrogen, BUN)** 그리고 **혈청 크레아티닌(Serum creatinine, Scr)** 등이다.

각 지표에 관해 간단히 설명한다.

'헤마토크릿'은 혈액 속에 적혈구가 차지하는 비율로, 수분이 부족하면 이 수치가 증가한다.

정상 기준치는 남성 40~50%, 여성 35~45%이다.

'혈청 나트륨'은 혈액 속 나트륨 이온의 농도를 나타내는데 체액이 부족하면 수치가 올라가고, 반대로 수분이 지나치게 많으면 낮아진다.

정상 기준치는 135~145mEq/L이다.

'혈중요소질소(BUN)'는 혈액 속 요소질소의 농도로, 수분이 부족하면 수치가 올라간다. 요소질소는 혈액 속 노폐물의 하나인데 신장의 기능이 저하되면 소변으로 배출하지 못하고 혈액 속에 쌓이게 된다.

정상 기준치는 8~20mg/dL이다.

'혈청 크레아티닌'은 혈액 속 크레아티닌의 농도를 나타내는데, 이 역시 수분이 부족할 때 수치가 올라간다. 크레아티닌도 BUN과 마찬가지로 혈액 속 노폐물 중 하나로, 신장 기능이 떨어지면 혈액에 축적된다.

정상 기준치는 남성 0.7~1.2mg/dL, 여성은 0.5~1.0mg/dL이다.

HCT와 BUN의 수치가 모두 높게 나온다면 심한 수분 부족 상태일 가능성이 높다. 건강검진 결과를 통보받은 사람은 자신의 수치를 기준치와 비교해 보자.

다음의 네 지표가 기준치를 초과한 경우, 끈적끈적한 '나쁜 혈액'이 혈관 속을 흐르고 있을 수 있다.

헤마토크릿이란?

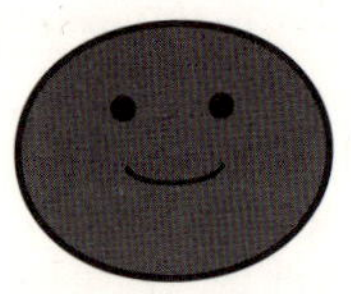

적혈구

혈액 속에 적혈구가 차지하는 비율
기준치 : 남성: 40~50%
　　　　 여성: 35~45%

혈청 나트륨이란?

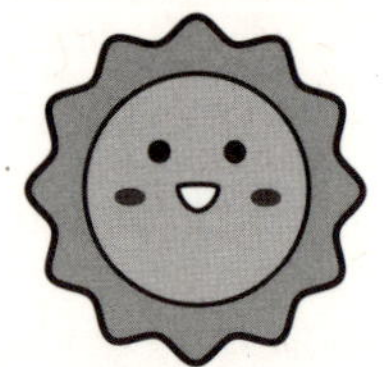

나트륨이온

혈액 속 나트륨 이온의 농도
기준치 : 135~145mEq/L

혈청 크레아티닌이란?

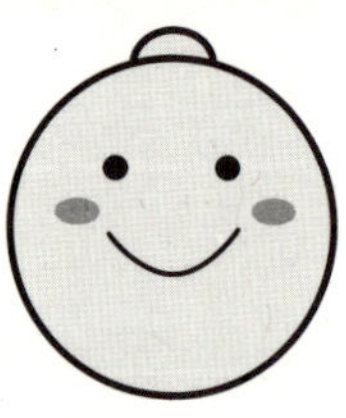

크레아티닌

혈액 속 크레아티닌 농도
기준치 : 남성: 0.7~1.2mg/dL
　　　　 여성: 0.5~1.0mg/dL

혈중요소질소(BUN)란?

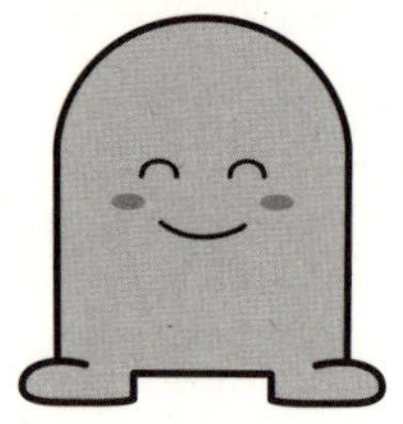

요소질소

혈액 속 요소질소의 농도
기준치 : 8~20mg/dL

영양소 과잉 상태가 혈액을 걸쭉하게 만든다

혈액 속에 남아 있는 지질과 당분

혈액이 끈적끈적하고 걸쭉해지는 또 다른 원인은 **영양의 과잉 섭취**다.

앞에서 예로 든 분말 수프의 경우, 묽은 상태의 수프에 분말을 첨가하면 당연히 점성이 있는 걸쭉한 수프가 된다.

우리 인간은 섭취한 음식물을 위(胃)와 장(腸)에서 소화, 흡수한 뒤에 혈관을 통해 빠르게 장기(臟器)로 공급하는 시스템을 갖추고 있다.

그런데 영양을 필요 이상으로 섭취하면 장기가 다 흡수하지 못한 잉여분이 혈액 속에 남게 된다.

요컨대, 나중에 추가한 수프 분말은 흡수되고 남은 영양소에 비유할 수 있다.

이처럼 영양의 과잉 여부를 알 수 있는 혈액검사 지표가 'LDL 콜레스테롤', '중성지방', '혈당', '당화혈색소'이다.

각각의 지표를 간단히 설명한다.

'LDL 콜레스테롤'은 혈액 속에 들어 있는 LDL 콜레스테롤의 농도를 말하는데, '나쁜 혈액'은 이 수치가 높다.

기준치는 60~119mg/dL이다.

LDL 콜레스테롤이 너무 많으면 혈관 내막에 상처를 낼 뿐 아니라, 플라크가 생기는 원인이 되기 때문에 나쁜 콜레스테롤이라 부른다.

'중성지방'은 혈액 속에 들어 있는 지방의 농도를 말하며, '나쁜 혈액'은 이 수치 역시 높기 마련이다.

기준치는 30~149mg/dL이다.

중성지방은 근육과 간장(肝臟)의 중요한 에너지원이지만, 너무 많아 과잉이 되면 결국 체지방으로 몸에 쌓인다.

'혈당'과 '당화혈색소'는 포도당이 과잉 상태인지 알 수 있는 수치이다.

혈당은 혈액 속에 들어 있는 포도당의 농도, 당화혈색소는 앞에서 소개한 것처럼 혈액 속에 들어 있는 당화혈색소의 농도를 가리킨다.

이 둘 다 '나쁜 혈액'에서는 수치가 높게 나온다.

기준치는 혈당(공복 시 혈당) 70~99mg/dL, 당화혈색소 4.6~6.2%이다.

지표를 보면 알 수 있듯이, 콜레스테롤과 중성지방을 포함한 지질과 포도당의 주요 원료인 탄수화물이 과잉 상태에 있다.

이 두 영양소는 단백질과 함께 인간에게는 중요한 에너지원이지만 너무 많이 섭취하면 건강에 해로운 성분이기도 하다. 이것이 몸에 어떤 해를 끼치는지 앞으로 자세히 소개하겠다.

LDL 콜레스테롤이란?

LDL 콜레스테롤

혈액 속 LDL 콜레스테롤의 농도
기준치 : 남성 60~119mg/dL

중성지방이란?

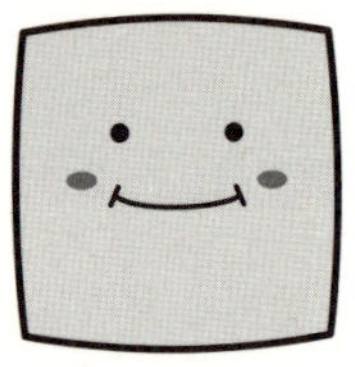

중성지방

혈액 속 지질의 농도
기준치 : 30~149mg/dL

혈당치란?

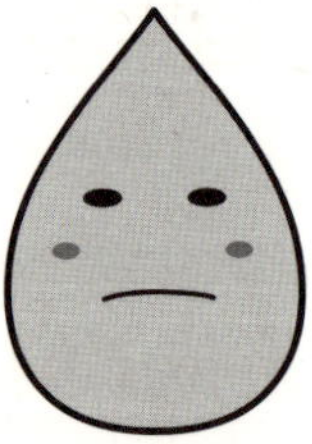

포도당

혈액 속 포도당의 농도
기준치 : 70~99mg/dL
(공복 상태의 혈당)

당화혈색소란?

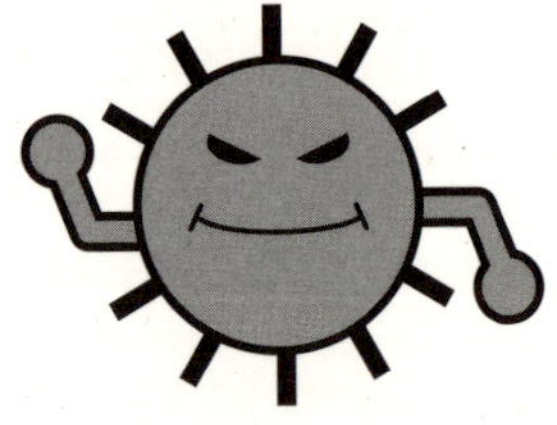

당화 당화혈색소

혈액 속 당화혈색소의 농도
기준치 : 4.6~6.2%

혈관 안에 염증 물질이 많으면 혈액이 끈적끈적해진다

만성 염증이 동맥경화를 진행시킨다

혈관 속을 '나쁜 혈액'이 흐르게 되면 속막이 상처를 입는다. 특히 플라크가 있는 상태에서 혈관이 손상되면 혈전이 생길 수 있다.

이처럼 혈관 내 '나쁜 혈액'이 얼마나 위험한지 보여주는 지표가 혈액검사의 '**C반응 단백질(CRP)**'과 '**적혈구 침강 속도(ESR)**'이다.

CRP는 몸속 어딘가에 염증이 생겼을 때 간장(肝臟)에서 형성되는 단백질이다. CRP의 수치가 높으면 체내에서 염증이 생겨 조직이 손상될 가능성이 높다. 염증 가능성이 낮다고 판단할 수 있는 정상 수준의 기준치는 0.3~0.5mg/dL 이하이다.

ESR은 혈액을 시험관에 넣어 1시간 동안 세워 두었을 때 적혈구가 가라앉는 속도를 측정하는 검사로, 이 수치가 높으면 염증이 심한 상태로 볼 수 있다. CRP와 같은 단백질이 증가하면 적혈구가 서로 달라붙어 더 빨리 가라앉으므로 수치가 높게 나온다. 정상 기준치는 1시간에 남성 2~10㎜, 여성은 3~15㎜이다.

염증은 세균이나 바이러스 혹은 상처로부터 몸을 보호하는 반응이지만, 이 반응이 오래 지속되면 오히려 몸에 해롭게 작용한다.

결국 장기적으로 이어지는 '**만성 염증**'은 혈관을 손상시키는 원인이 되기도 한다.

CRP와 ESR 수치를 해석할 때 가장 중요한 점은 정상 범위를 벗어난 높은 수치가 장기간 지속되고 있는가 하는 점이다. 염증은 몸을 지키는 반응이기 때문에 일시적으로 기준치를 넘을 수는 있다. 그런데 높은 수치가 계속된다면 주의가 필요하다. '나쁜 혈액'이 여러분의 혈관을 망치고 있는 신호일 수 있다.

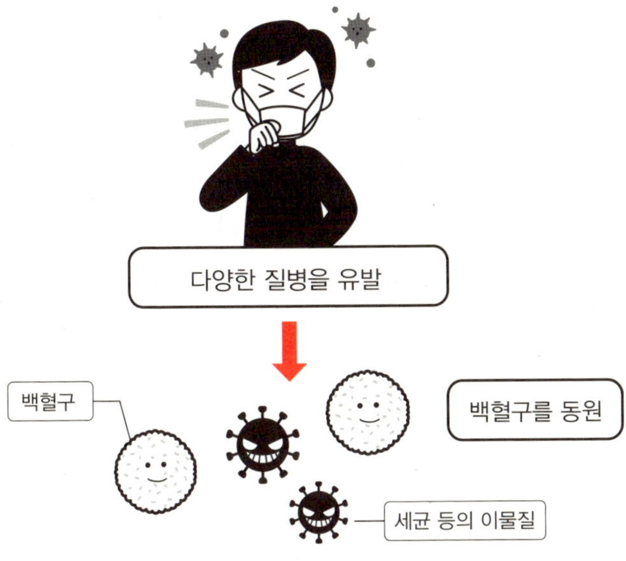

이물질로부터 몸을 방어하기 위해 백혈구가 모여든다.
동시에 사이토카인(면역세포가 분비하는 단백질)이 방출된다

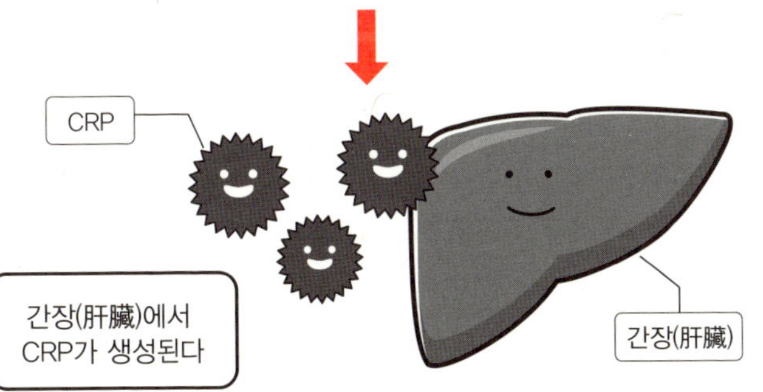

'나쁜 혈액'은 적혈구 수를 감소시킨다

'나쁜 혈액'이 흐르고 있는지 확인할 수 있는 또 다른 지표가 있다.

예컨대, **혈액검사의 적혈구(RBC), 백혈구(WBC), 혈소판(PLT)의 수치**다. 모두 혈액 속에 포함된 수치를 측정하는데 각각의 기준치는 다음과 같다.

적혈구 수 : (남성) 427~570 (여성) 376~500

　　　　　※단위는 ×100만/μL (마이크로리터)

백혈구 수 : 4,000~9,000

　　　　　※단위는 ×1,000/μL

혈소판 수 : 15.0~35.0

　　　　　※단위는 ×1만/μL

‘나쁜 혈액’으로 인해 만성 염증 상태에서는 적혈구 수가 감소할 수 있다. **적혈구의 수가 감소한 상태가 흔히 말하는 ‘빈혈’이다.**

염증이 지속되면 철분 이용에 장애가 생겨 적혈구를 합성할 수 없게 된다. 적혈구 수가 줄면 산소를 운반하는 헤모글로빈의 수도 같이 감소하기 때문에 몸 전체에 충분한 산소를 공급할 수 없게 된다.

끈적끈적한 ‘나쁜 혈액’으로 인해 적혈구에 압력이 가해지면 형태가 변하거나 적혈구끼리 서로 결합하여 혈액의 점성이 더욱 강해진다. 그 결과 혈류가 악화되어 충분한 산소를 운반할 수 없게 된다.

이때 적혈구 수치는 오히려 높게 나타난다. 이는 혈액의 수분이 부족해 상대적으로 적혈구 수가 증가한 것처럼 보이기 때문이다.

참고로, 운동선수가 심폐 기능을 단련하기 위해서 고지대 훈련을 실시하는 이유는 바로 헤모글로빈 양을 늘리기 위해서다.

고지대는 산소 농도가 낮기 때문에 평지에서 생활할 때와 동일한 양의 헤모글로빈으로는 온몸에 충분한 산소를 공급할 수 없다.

고지대에서 생활하려면 적혈구를 늘리고 산소를 운반하는 헤모글로빈의 양을 증가시켜야 하는 것이다.

헤모글로빈의 양이 증가하면 산소를 운반하는 능력이 향상되어 산소 농도가 높은 평지로 돌아왔을 때 지구력이 향상되는 효과를 기대할 수 있다.

‘나쁜 혈액’은 면역력을 떨어뜨린다

‘나쁜 혈액’이 계속 혈관을 흐르면 백혈구의 수도 감소하는 경향을 보인다.

백혈구는 우리의 몸을 세균이나 바이러스 같은 병원균으로부터 보호하는 면역 시스템의 핵심이다. 백혈구가 활발하게 역할을 다해야 인간이 건강하게 살아갈 수 있다. 그러나 ‘나쁜 혈액’이 지속적으로 혈관을 손상시키면 심각한 상황에 놓일 수 있다.

백혈구는 염증이 생기면 이를 억제하기 위해 기본적으로 그 수가 늘어난다.

그러나 **염증이 오래 지속되면 백혈구를 만드는 골수도 점차 피로가 누적되어 기능이 저하된다.**

게다가 끈적끈적한 '나쁜 혈액'으로 인해 혈류가 악화되면 백혈구가 목표 지점에 도달하기까지 시간이 오래 걸리므로 병원균을 공격해야 할 적정 시간을 놓칠 수 있다.

백혈구 수치가 지나치게 높게 나온다면, '나쁜 혈액'으로 인해 만성 염증 상태일 가능성이 크다. 반대로 수치가 너무 낮으면, '나쁜 혈액'으로 인해 면역력이 떨어져 있을 가능성이 있다고 한다.

혈소판은 '나쁜 혈액'이 계속 흐르면, 그 수가 증가하기도 한다.

혈소판은 출혈이 생겼을 때 혈액을 응고시켜 출혈을 막는 성분인데 염증이 지속되면, 그로 인한 출혈을 멈추기 위해 혈소판의 수가 늘어난다.

혈소판이 증가하면 혈관 속에 혈전이 쉽게 생기는 문제가 있다. 심근경색이나 뇌경색을 일으켰을 때 **항(抗)혈소판 치료**를 하는 이유는 혈소판의 기능을 약화시켜 혈전의 생성을 막기 위해서다.

덧붙이자면, 혈액을 응고시키는 혈소판의 작용을 낮추는 항혈소판 치료는 약물을 써서 혈액을 묽게 만드는 것이다.

대표적인 항혈소판제로는 아스피린과 클로피도그렐 등이 있다.

경우에 따라서는 약의 부작용으로 구토, 두드러기, 어지러움, 부종, 두통 등의 증상이 나타날 수 있다. 항혈소판 치료 중 이런 증상이 나타나면 담당 의사나 약사와 반드시 상의해야 한다.

혈구의 역할

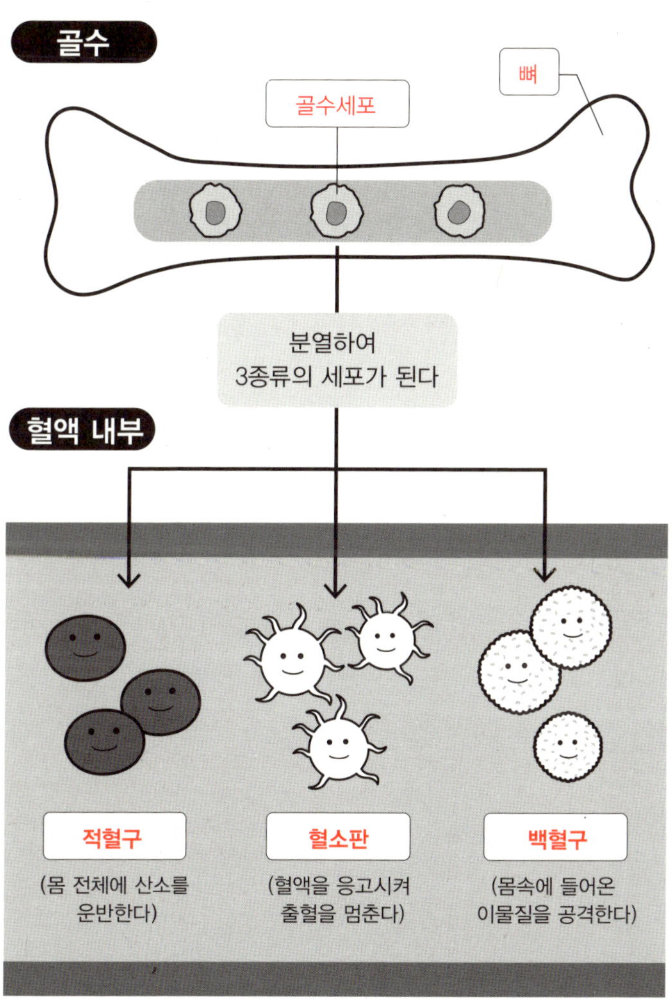

골수
골수세포
뼈
분열하여
3종류의 세포가 된다
혈액 내부
적혈구
(몸 전체에 산소를
운반한다)
혈소판
(혈액을 응고시켜
출혈을 멈춘다)
백혈구
(몸속에 들어온
이물질을 공격한다)

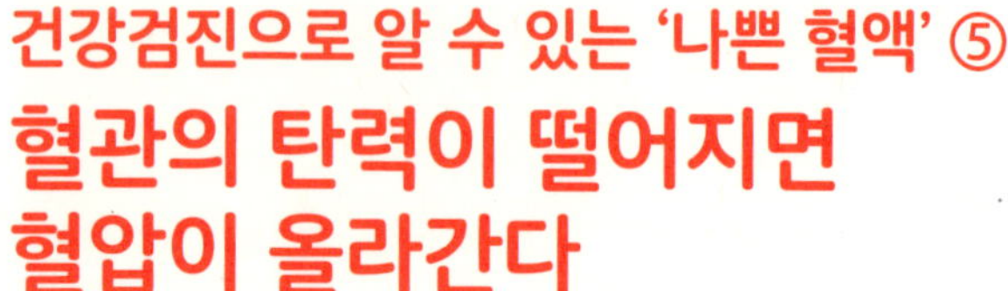

🔴 수축기 혈압과 이완기 혈압의 차가 60 이상이면 위험

몸무게만큼이나 혈압을 신경 쓰는 사람이 많을 것이다. 최근에는 가정용 혈압계나 스마트폰을 이용해 집에서도 쉽게 측정할 수 있기 때문에 건강을 위해 정기적으로 체크하는 사람이 있을 것이다.

'나쁜 혈액'이 흐르는지 판단하기 위해서도 건강검진의 혈압 항목은 꼭 확인해야 한다.

여기서 혈압이란, 심장이 혈액을 내보낼 때, 혈관 벽에 가해지는 압력을 말한다.

건강검진에서는 심장이 수축해 혈액을 내보낼 때의 압력

(수축기 혈압/위 혈압)과 심장이 이완해 혈액이 천천히 흐를 때의 압력(이완기 혈압/아래 혈압)을 측정한다.

알고 있을지 모르겠지만, 정상 혈압의 기준은 수축기 혈압 130㎜Hg 이하, 이완기 혈압 90㎜Hg 이하이다.

심장에서 내보낸 혈액은 혈관의 탄력을 이용해 온몸으로 흘러간다.

다시 말해 심장이 혈액을 내보내면 일시적으로 동맥이 부풀었다가 다시 수축하는 힘을 이용해 혈액을 밀어내는 것이다. **부풀었을 때의 압이 '위 혈압'**이고, **부푼 혈관이 다시 원래대로 돌아왔을 때의 압이 '아래 혈압'**이다.

'나쁜 혈액'으로 인해 혈관이 딱딱하게 굳으면 충분히 부풀어 오르지 못하기 때문에 혈관 벽에 가해지는 압력이 높아진다.

혈관 속이 좁아지면 압력은 더욱 상승하게 된다. 이것이 동맥경화가 진행되면 위 혈압이 높아지는 이유다.

반대로 혈관이 굳으면 아래 혈압은 낮아진다. 다시 말해, 아래 혈압의 근본적인 힘은 부풀어 오른 혈관이 다시 원래대로 돌아가려는 힘이므로 혈관이 조금 부풀면 그만큼 혈관 벽에 가해지는 압력도 작아진다. **위 혈압과 아래 혈압의 차이(맥압)가 60mmHg 이상이면 동맥경화가 진행되고 있을 가능성이 높다.**

굳은 혈관과 노화만 혈압을 올리는 것은 아니다. 혈관 속을 흐르는 혈액의 양이 많아지거나 혈관이 수축해 좁아지거나 다른 장기에 눌리는 경우에도 혈압은 상승한다. 또한 유전적으로 고혈압에 걸리기 쉬운 체질도 있다.

그리고 제1장에서 말한 것처럼, 고혈압이 혈관에 나쁜 이유는 고혈압으로 인한 혈관 내막의 손상이 동맥경화의 첫 단계이기 때문이다.

상처가 난 혈관 속을 '나쁜 혈액'이 흐르면 동맥경화가 시작된다. 이미 시작된 사람은 진행 속도가 더욱 빨라지므로 주의가 필요하다.

위 혈압(수축기 혈압)

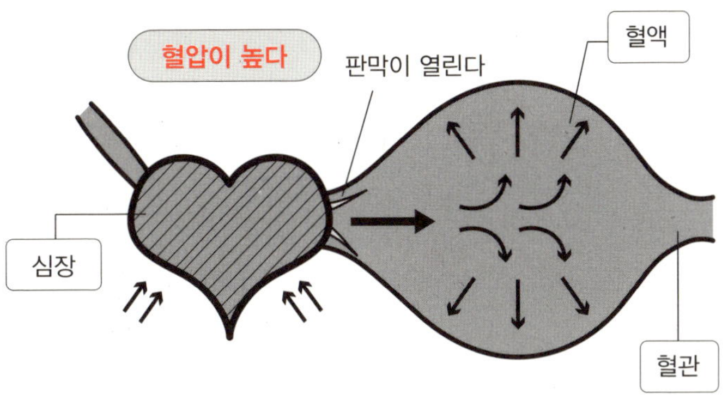

심장이 수축해 혈관에 압력을 가한다

아래 혈압(이완기 혈압)

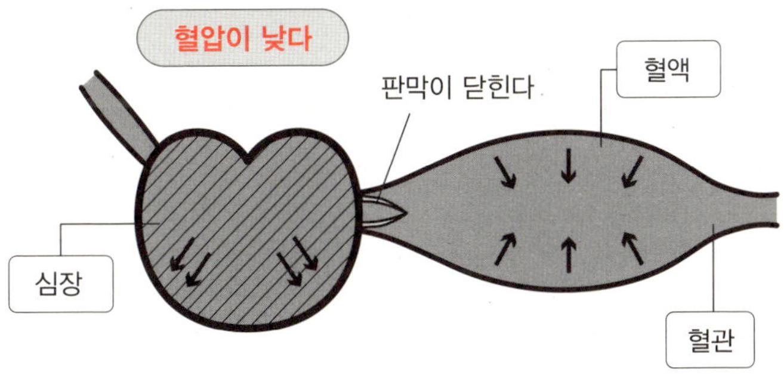

심장이 팽창해 내보낼 혈액을 모은다

'나쁜 혈액' 속 탄수화물이 당뇨병을 유발한다

건강검진의 중요한 목적 중 하나가 생활습관병을 예방하는 데 있다고 소개했다. 그런데 **'나쁜 혈액'이 몸속을 계속해서 흐르면 당뇨병, 고혈압, 이상지질혈증과 같은 생활습관병에 걸릴 위험이 커진다.**

반대로 '좋은 혈액'이 흐르면, 이 같은 질병으로부터 몸을 지킬 수 있다.

특히 혈관의 손상으로 인한 심장질환과 생활습관병 사이에는 깊은 연관성이 있다. 2009년 일본심장학회가 발행하는 국제학술지 '서큘레이션저널(Circulation Journal)'에 따르면, 비만, 당뇨병, 고혈압, 이상지질혈증 등의 복합 증상을 보이는 사람은 이런 위험인자가 하나도 없는 사람에 비해 심근경색이나 협심증에 걸릴 확률이 무려 32배나 증가한다고 한다.

이상지질혈증과 당뇨병 혹은 이상지질혈증과 고혈압을 동시에 앓고 있는 경우에도 발병 위험이 16배나 된다.

일반적으로 **심근경색과 협심증의 위험 인자로는 고혈압, 이상지질혈증, 당뇨병, 비만, 흡연 그리고 스트레스, 노화, 가족력 등이 거론**된다.

고혈압, 이상지질혈증, 당뇨병, 비만, 흡연 이 5가지는 동맥경화를 일으키는 요인으로 손꼽히는데, 흡연을 뺀 4가지는 '나쁜 혈액'과 관계가 깊다. 특히 이상지질혈증, 당뇨병, 비만은 '나쁜 혈액'이 유발한다고 해도 지나치지 않을 것이다.

앞에서 설명했듯 '나쁜 혈액'은 다 쓰이지 못한 영양소가 혈액 속에 남아 있는 상태인데 이때 여분의 탄수화물은 비만과 당뇨병을, 지방은 이상지질혈증을 초래한다.

비만이란 체내에 지방이 지나치게 많이 쌓여 있는 상태

로, 비만의 여부를 판단하는 국제 기준으로는 BMI를 사용한다. BMI 계산 방법을 소개한다.

BMI=몸무게(kg)÷(신장(m)×신장(m))

한국 건강보험공단에 따르면 한국인의 비만 판정 기준은 다음과 같다.

저체중 : 18.5 미만

정상체중 : 18.5 이상, 22.9 미만

비만 전단계(과체중) : 23~24.9

비만 : 25 이상

1단계 비만 : 25~29.9

2단계 비만 : 30~34.9

3단계 : 30 이상

예컨대, 키 160cm에 체중 60kg인 사람의 경우,

BMI = 60(kg) ÷ (1.60(m)×1.60(m)) = 23.44이므로 '정상체중'에 해당한다.

살이 찌는 이유는 무엇일까? 간단히 말해, **섭취하는 에너지보다 소비하는 에너지가 적기 때문**이다. 소비하고 남은

에너지는 몸속 어딘가에 지방으로 저장된다.

여기서 말하는 에너지가 바로 '나쁜 혈액' 속에 남아 있는 당질(정확하게는 탄수화물이 분해되어 생긴 포도당)이다. 당질은 밥이나 빵처럼 우리가 주식으로 먹는 식품에 많이 들어 있는 영양소로, 다 쓰이지 못하고 남으면 지방으로 축적된다.

지방으로 전환되는 이유는 그러는 편이 에너지를 더 효율적으로 저장할 수 있기 때문이다.

당뇨병은 사용하고 남은 당질이 지방으로도 저장되지 못하고 계속 혈액 속에 남아 있으면 포도당을 흡수하는 시스템에 이상이 생기는 질병이다.

건강검진에서 측정하는 혈당이나 당화혈색소의 수치가 기준을 넘으면 혈당 이상으로 판정한다. 그리고 2022년 대한당뇨병학회의 발표에 따르면 2020년 기준 30세 이상 성인 6명 중 1명(16.7%)이 당뇨병을 가지고 있다고 한다. 이는 **적어도 6명 중 1명꼴로 혈관 속을 '나쁜 혈액'이 흐르고 있다고 추정할 수 있다.**

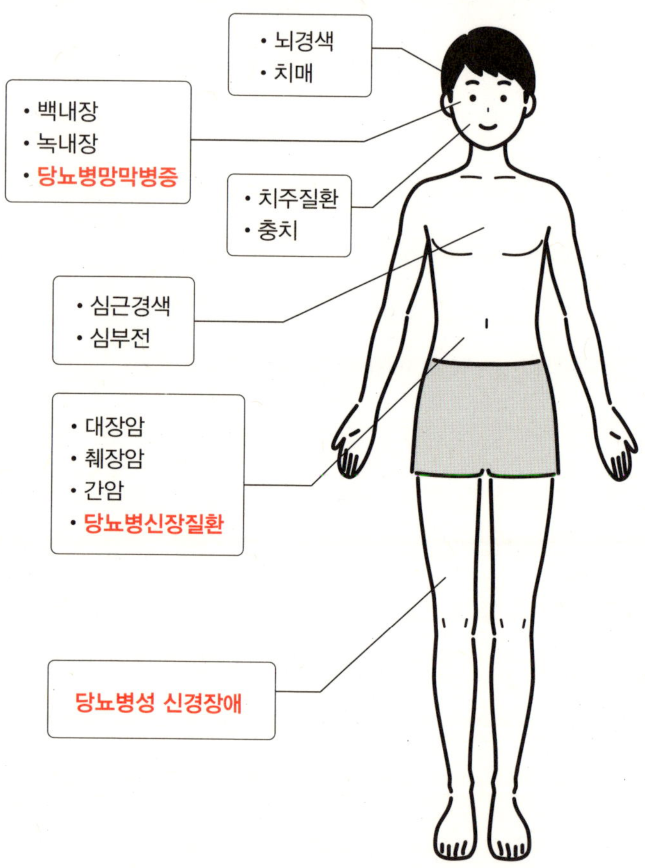

당뇨병의 3대 합병증인 **당뇨병망막병증**, **당뇨병신장질환**, **당뇨병성 신경병증** 외에 다양한 질병의 발병과도 관련이 있다!

당뇨병이 무서운 이유는 동맥경화를 촉진할 뿐만 아니라 미세한 모세혈관까지 손상시켜 다양한 합병증을 유발하기 때문이다.

🌢 심장 수술을 받는 사람의 40%는 당뇨병, 30%는 이상지질혈증

이상지질혈증은 혈액 속에 콜레스테롤과 중성지방 등의 지질이 지나치게 많은 상태를 가리킨다. 말 그대로 '나쁜 혈액'의 대표적인 증상이라 할 수 있다.

건강검진 결과 수치에서 LDL 콜레스테롤 140mg/dL 이상, HDL 콜레스테롤 40mg/dL 미만, 중성지방 150mg/dL 이상 중에 어느 하나라도 해당하면 이상지질혈증으로 진단한다.

특히 LDL 콜레스테롤이 지나치게 많은 이상지질혈증의 경우, 동맥경화를 악화시키기 위해 혈액이 흐른다고 해도 지나친 말이 아니다.

LDL 콜레스테롤은 혈관 속막(내막)에 상처를 줄뿐 아니라 서서히 속막에 쌓여 혈관을 손상시키고 약하게 만든다.

'나쁜 혈액'은 비만, 당뇨병, 이상지질혈증을 유발하며 당뇨병과 이상지질혈증은 동맥경화를 진행시킨다. 이 흐름은 '나쁜 혈액'에서 시작해 혈관 손상으로 진행되는 최단 코스일지도 모른다.

실제로 **우리 병원을 찾는 환자의 40%가 당뇨병이고 30%는 이상지질혈증 환자**이다.

당뇨병 환자들은 대부분 조금 통통하거나 비만이라는 특징을 가진다. 입마름(갈증), 과도한 수분 섭취, 과식 등 그 증상이 매우 다양하다.

이상지질혈증 환자의 경우는 가족성 이상지질혈증은 제외하고, 외모는 다양하지만, 일반적으로 특징적인 증상을 보이지 않는다. 굳이 찾자면 혈관이 좁아져 나타나는 협심증이나 고혈압 등의 검사에서 발견되는 경우가 많으므로 해당 증상이 의심되는 사람은 주의해야 한다.

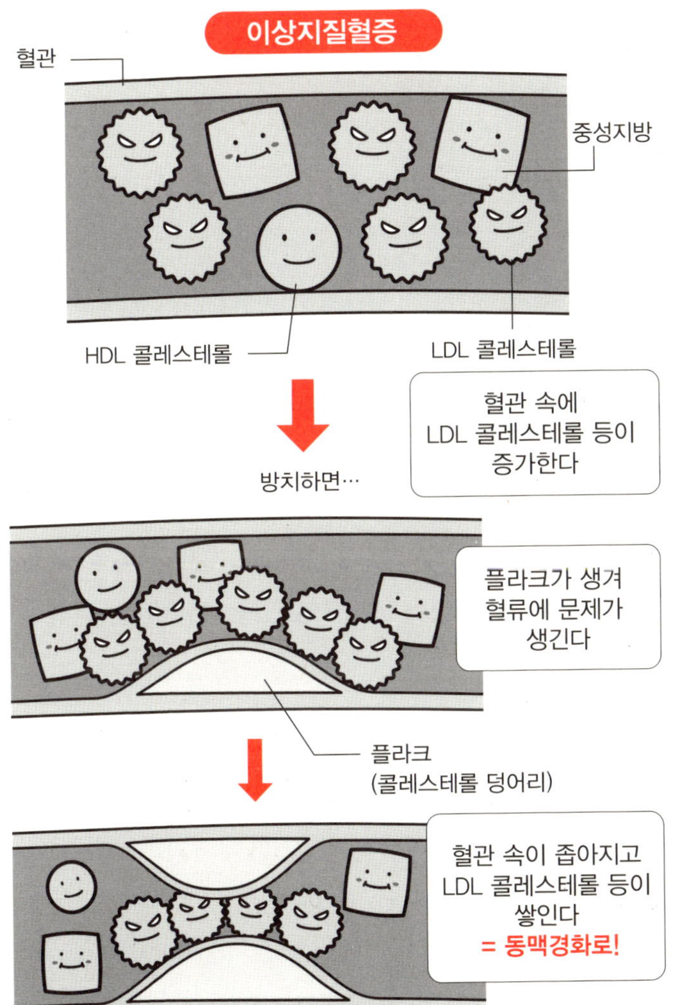

이상지질혈증과 동맥경화
이상지질혈증
혈관
중성지방
HDL 콜레스테롤
LDL 콜레스테롤
방치하면…
혈관 속에
LDL 콜레스테롤 등이
증가한다
플라크가 생겨
혈류에 문제가
생긴다
플라크
(콜레스테롤 덩어리)
혈관 속이 좁아지고
LDL 콜레스테롤 등이
쌓인다
= 동맥경화로!

건강검진 결과가 양호하다고 방심해선 안 된다

아주 조금씩 기준을 넘긴 사람은 주의가 필요

건강검진 결과에서 기준 수치를 조금씩 초과한 유형이 가장 위험하다.

'아직은 괜찮겠지' 하고 안심하는 경우가 많은데, 혈관 속을 흐르는 것은 분명 '나쁜 혈액'이다. 건강검진 결과 수치에 빨간불이 켜지지 않았을 뿐, 동맥경화가 착실히 진행되고 있는 것이다.

기본적으로 '나쁜 혈액'이 흐른다고 해서 자각 증상이 있는 것도 아니고 동맥경화도 초기 단계에서는 증상이 나타나지 않는다. 당뇨병 역시 대부분 환자가 자각 증상을 느끼지 못한다고 한다.

실제로 혈관에 문제가 발생했을 때에야 비로소 혈관의 손상을 깨닫게 된다.

제1장에서, 손상된 혈관은 10년, 20년에 걸쳐 스스로 만든 작품이라고 표현한 이유는 이렇게 자각하지 못한 채 오랜 세월 서서히 진행되기 때문이다.

그러므로 앞으로는 건강검진 결과에 지금까지보다 훨씬 더 민감해져야 한다.

다음에 기준 수치와 함께 자신의 수치를 기입할 수 있는 체크 공간을 마련했다. 실제 건강검진 결과를 토대로 자신의 혈액 상태를 확인해 보자.

자신의 혈액을 체크해 보자!

검사 항목	기준 범위	검진 결과 (자신의 수치를 적어보자)	수치 해석
혈압			
BMI	18.5 이상 25 이하		A: 18.5~24.9 이하, B: 16.0~18.4 이하 또는 25.0~29.9 이하, C 이후: 15.9 이하 또는 30.0 이상
수축기 혈압	130mmHg 이하		A: 129 이하, B: 130~139 이하, C, D: 140~149 이하, E: 150 이상
이완기 혈압	90mmHg 이하		A: 84 이하, B: 85~89 이하, C, D: 90~99 이하, E: 100 이상
혈액 일반			
헤마 토크릿	남성 40~50% 여성 35~45%		(남성) A: 40.0~50.0, B: 37.0~39.9 또는 51.0~59.9, C, D:36.9 이하 또는 60.0 이상 (여성) A: 35.0~45.0, B: 33.0~34.9 또는 46.0~54.9, C, D:32.9 이하 또는 55.0 이상
적혈구 수 (RBC)	남성 427~570 /μL 여성 376~500 /μL		(남성) A:427~570 이하, B, C: 400~426 이하 또는 571~600 이하, D: 399 이하 또는 601 이상 (여성) A: 376~500 이하, B, C: 350~375 이하 또는 501~550 이하, D: 349 이하 또는 551 이상
백혈구 수 (WBC)	4,000~ 9,000/μL		A: 3,100~8,499 이하, B: 8,500~8,999 이하, C: 9,000~9,999 이하, D: 3,099 이하 또는 10,000 이상
혈소판 수 (PLT)	15.9~ 35.0/μL		A: 14.5~32.9 이하, B: 12.3~14.4 또는 33.0~39.9, C: 10.0~12.2 이하, D: 9.9 이하 또는 40.0 이상

Point!
BMI는 20세의 수치가 기준. 그 이후에는 기초대사량 감소에 따른 체지방 증가로 상승하므로 주의! 혈압은 건강에 가장 나쁜 영향을 주므로 특별히 신경 쓴다.

Point!
백혈구 수는 염증 지표로, 감기로도 증가한다. 적혈구 수치가 낮으면 빈혈, 높으면 다혈증이나 수면무호흡증의 가능성 있으므로 주의한다.

검사 항목	기준 범위	검진 결과 (자신의 수치를 적어보자)	수치 해석
중성 지방	30~149 mg/dL		A: 30~149 이하, B: 150~299 이하, C: 300~499 이하, D: 29 이하 또는 500 이상
LDL 콜레스테롤	60~119 mg/dL		A: 119 이하, B: 120~139 이하, C, D: 140~159 이하, E: 160 이상
HDL 콜레스테롤	40mg/dL 이상		A: 40 이상, B: 35~39 이하, C: 30~34 이하, D 이후: 29 이하
공복 시 혈당	70~99 mg/dL		A: 70~99 이하, B: 100~125 이하, C 이후: 126 이상
당화혈색소 (HbA1c)	4.6~6.2%		A: 4.6~5.5 이하, B, C: 5.6~6.4 이하, D: 4.5 이하 또는 6.5~6.9 이하, E:7.0 이상
크레아티닌	남성 0.7~1.2 mg/dL 여성 0.5~1.0 mg/dL		(남성) A: 1.00이하, B: 1.01~1.09, C: 1.10~1.29, D: 1.30 이상 (여성) A: 0.70 이하, B: 0.71~0.79, C: 0.80~0.99, D: 1.00 이상
요소질소 (BUN)	8~20 mg/dL		A: 7~24.9, B: 6.9 이하 또는 25.0~25.9 이하, C 이후: 26.0 이상

세로 구분: 지질대사 / 당뇨 / 신장 기능

Point!
중성지방은 지질을 섭취하지 않으면 낮출 수 있지만 LDL 콜레스테롤(나쁜 콜레스테롤)은 식이요법을 통한 감소는 어렵다.

Point!
공복 시 혈당과 당화혈색소만으로는 '숨은 당뇨병'을 놓칠 수 있으니 조기 진료를 권장한다.

Point!
크레아티닌과 요소질소(BUN)로 계산되는 혈액검사의 eGFR(추정 사구체 여과율)도 확인!

A : 이상 없음(건강검진 범위 내 정상)
B : 임상적 의의 없음(약간의 소견이 있으나 일상생활에 지장 없음)
C : 경과 관찰 필요(생활 습관 개선 및 재검 필요)
D : 상담/확인 검사 필요(의료기관 방문 권장)
E : 치료 중

기준 수치를 크게 초과하거나 반대로 기준치에 미치지 못하는 등 결과는 다양할 수 있다. 하지만 직접 결과를 적어보면, 어디에 좀 더 주의를 기울여야 할지 분명해질 것이다.

각 항목의 기준과 건강검진 결과를 비교해 보니 어떠한가?

조금이라도 '나쁜 혈액'의 징후가 보인다면, '좋은 혈액'으로 되돌리기 위해 노력하자.

제3장에서는 '좋은 혈액'을 흐르게 하려면 어떻게 해야 할지, 그 방법에 관해 소개한다.

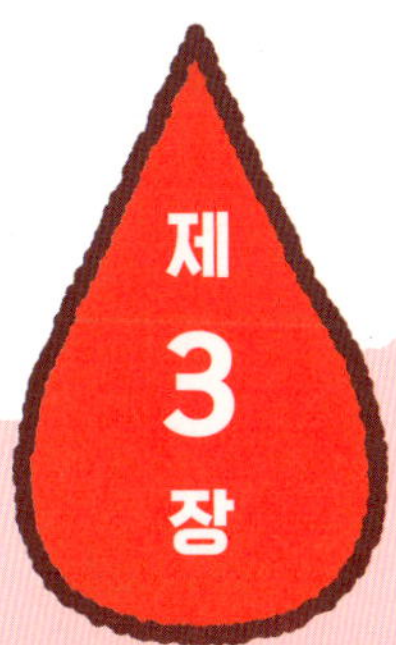

100세까지 혈관을 지키는 '좋은 혈액' 만들기

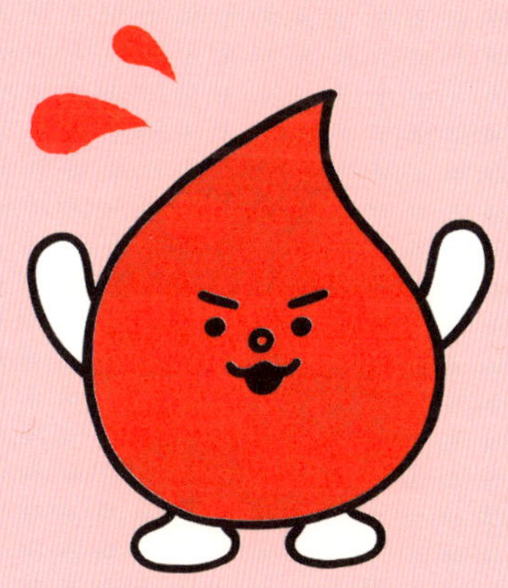

식단 개선이 '좋은 혈액'으로 가는 지름길

혈관의 손상을 막는 방법은 결국 '좋은 혈액'을 만드는 것이다.

그를 위해서는 **무엇보다도 식단 개선을 권장한다.**

생활습관병 예방을 위해 가장 잘 알려진 방법으로 식단 개선과 운동이 있다. 그런데 건강을 위해서이긴 하지만 운동을 멀리하던 사람이 갑자기 시작하는 것은 꽤 어려운 도전이다.

운동과 친하지 않은 필자 역시 '좋은 혈액으로 돌아갈 수 있으니 내일부터 달리기를 시작하시죠'라는 말을 들었다고 바로 실천할 자신은 없다. 심지어 가벼운 걷기조차 쉽지 않을 것 같다.

반면, '좋은 혈액'을 만들기 위해 누구나 바로 시작할 수 있는 가장 손쉬운 방법은 식단이라고 생각한다.

식단은 하려고 마음만 먹으면 바로 다음 끼니부터라도 바꿀 수 있다.

그리고 책 앞부분에서 기름진 음식을 먹은 다음 날의 혈액 샘플을 소개한 것처럼 혈액은 우리가 먹는 음식에 따라 변할 수 있기 때문이다.

요컨대, '나쁜 혈액'과는 거리가 먼 식사법을 배우고 실천하면 된다. 그리고 그보다 더 중요한 것은 그것을 습관화하는 것이다.

건강검진 결과가 좋지 않은 사람들도 처음부터 '나쁜 혈액'은 아니었을 것이다. 분명 '좋은 혈액'이 흐르던 때가 있었다.

반대로 건강검진 결과가 좋은 사람도 '나쁜 혈액'이 한 번도 흐르지 않았던 사람은 거의 없을 것이다.

따라서 혈액검사 수치가 좋지 않다고 해서 의기소침할 필요는 없다.

한편, **제일 먼저 식단 개선을 권하는 이유는 시작하기 쉬울 뿐 아니라 동맥경화의 위험 인자 대부분을 피할 수 있기 때문**이기도 하다.

동맥경화의 주요 위험 인자는 고혈압, 이상지질혈증, 당뇨병, 비만, 흡연 등이다. 흡연을 제하면 이 모든 질환은 식사 습관으로 촉발되는 병이기 때문에 식단을 개선하면 예방이 가능하다.

다시 말해, 식사에 변화를 주어 혈관 속에 '좋은 혈액'이 흐르게 되면 혈관의 손상을 막을 수 있다. 그뿐만 아니라 생활습관병을 예방하는 데도 도움이 된다.

설탕=혈당 스파이크를 일으킨다

달고 맛있는 설탕은 지나치게 빠른 흡수 속도가 문제

필자는 혈관을 위협하는 대표적인 식품으로 '**4가지 백색 가루**'를 경고하고 싶다. 4가지 백색 가루의 정체는 바로 **설탕, 밀가루, 소금 그리고 단백질 보충제**이다. 이것을 과잉 섭취하지 않게 삼가며 식습관 개선에 노력하자.

그럼 백색 가루를 하나씩 살펴보도록 하자. 첫 번째는 **설탕**이다.

설탕이 들어 있는 식품은 어떤 것이 있을까? 아마 케이크, 아이스크림, 과자와 디저트 등 달콤한 음식이 먼저 떠오를 것이다.

그런데 달지는 않지만, 케첩, 드레싱, 맛술과 같은 조미료에도 설탕이 들어 있다.

설탕은 100% 탄수화물, 즉 순수한 당질 그 자체이다. **당질은 '나쁜 혈액' 속에 녹아 있는 여분의 영양소 중 하나**이다.

특히 설탕이 위험한 이유는 소화, 흡수에 걸리는 시간이 짧기 때문이다.

당질은 단당류, 단당류 2개가 결합한 이당류 그리고 여러 개의 단당류가 결합한 다당류로 나뉜다. 그런데 당류는 결합 횟수가 적을수록 분해와 흡수가 빠르다.

설탕의 주성분인 자당(sucrose)은 포도당(glucose)과 과당(fructose)이 결합한 이당류인데 체내에 들어오면 바로 분해되고 포도당은 소장(小腸)에서 흡수된다.

갑작스러운 혈당 상승이 혈관을 손상시킨다

빠른 흡수가 문제인 이유는 혈당 수치가 급격히 상승하

기 때문이다.

혈당은 혈액 속에 녹아 있는 포도당의 농도를 말하는데, 식사 후 급상승한 혈당이 2시간 이후에도 여전히 높은 상태를 **'식후 고혈당'**이라 한다.

식후 고혈당은 **비만과 당뇨병을 초래할 뿐 아니라 혈관을 손상시키는 직접적인 요인이 된다.**

식후 고혈당이 당뇨병으로 이어지는 이유는 췌장을 혹사시키기 때문이다.

혈당이 급격히 오르면 췌장은 서둘러 다량의 인슐린(포도당 흡수를 돕는 호르몬)을 분비한다. 이 과정이 반복되면 췌장의 피로도가 점점 쌓여간다.

한국 내 당뇨병 환자의 약 90% 이상을 차지하는 2형 당뇨병은 인슐린의 분비량이 부족하거나 분비된 인슐린이 제 역할을 못 하는 것이 원인인데, 결국 췌장 기능의 저하가 최대 요인이다.

식후 고혈당은 당뇨병이 발병하기 10여 년 전부터 시작

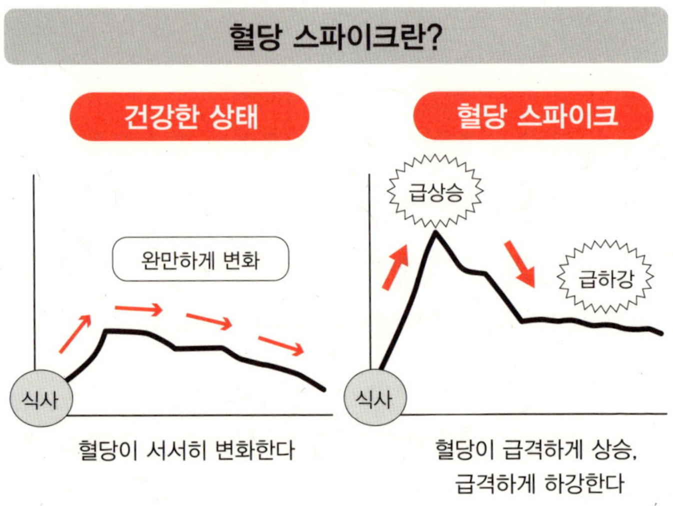

된다고 한다. 건강검진으로 나타나는 공복혈당과 당화혈색소(HbA1c) 등의 수치는 이미 상당히 진행된 이후의 결과인 것이다.

비만으로 이어지는 이유는 혈당이 급상승하면 바로 강한 허기를 느끼기 때문이다.

혈당은 급상승한 후에는 그 반동으로 급격히 떨어진다. 이 현상을 **'혈당 스파이크'**라 하는데, 그 결과 강한 허기가 밀려들어 공복감을 참을 수 없게 된다. 그리고 과잉 섭취한 에너지는 지방으로 축적된다.

혈당의 급격한 상승이 혈관을 손상시키는 원인은 **'활성산소'**가 증가하기 때문이다.

활성산소는 원래 세균이나 바이러스를 공격하는 우리 몸의 방어 체계지만 필요 이상으로 많아지면 오히려 자신의 세포와 유전자를 공격한다. 이 현상이 **'산화 스트레스'**다.

활성산소로 인해 손상된 혈관은 동맥경화가 조금씩 진행된다.

설탕이 들어 있는 달콤한 음식은 우리에게 행복감을 주는 반면, 혈관을 상처 입히는 요인임을 명심하자.

밀가루=혈당이 급상승한다

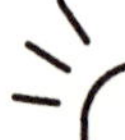 **흰 정제 밀가루가 아닌 통밀가루(전립분)를**

두 번째 백색 가루는 **밀가루**다.

밀가루 역시 우리가 즐겨 먹는 식재료다.

밀가루를 재료로 하는 식품에는 과자류, 파스타, 라면, 우동 등의 면류, 케이크와 슈크림, 카스텔라 등의 제빵류 등이 있다. 또 튀김이나 어묵을 만들 때도, 카레 루의 걸쭉한 풍미도 사실 밀가루가 한몫을 한다.

아침으로 밥보다 빵을 즐겨 먹는 사람은 1일 3식 모두 밀가루를 섭취하는 셈이 된다.

밀가루에는 강력분이나 박력분과 같은 정제 밀가루와 껍질(겨)과 배아를 분리하지 않고 통째로 빻아 만든 전립분이

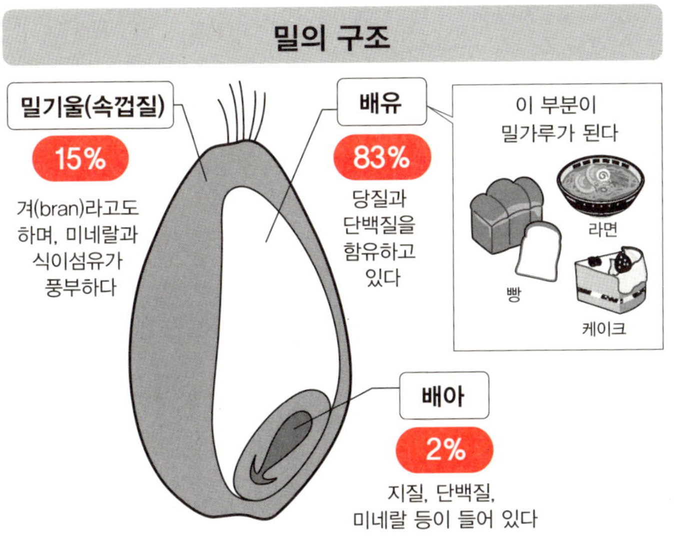

있는데, 이 중에 정제 밀가루를 주의해야 한다. '흰 밀가루'라고 부르는 편이 더 이해하기 쉬울 수 있다.

흰 밀가루가 위험한 이유는 설탕과 마찬가지로 당질의 흡수가 빠르기 때문이다.

밀가루의 주성분은 탄수화물로, 탄수화물은 당질과 식이섬유로 구성된다. 그리고 이 식이섬유는 당질의 흡수 속도를 늦추는 역할을 하므로 함께 섭취하는 것이 바람직하다. 그런데 흰 밀가루는 이 식이섬유가 많이 들어 있는 껍질과 배아를 일부러 제거한 것이다.

이것은 백미와 현미의 관계도 마찬가지다.

당질의 흡수가 빠르면 혈당이 빠르게 상승하여 설탕과 마찬가지로 비만과 당뇨병, 동맥경화를 초래한다. 한편, 흰 밀가루는 가공도가 높은 식품으로도 잘 알려져 있다.

원래 자연에 존재하는 식재료라 하더라도 가공을 많이 할수록 인체가 영양분으로 흡수하기 어려운 식품이 된다. 특히 주식인 밀가루는 한 번에 많은 양의 당질을 섭취할 수 있으므로 설탕보다도 주의가 더 필요한 식품이다.

소금=나트륨이 혈압을 상승시킨다

🩸 염분을 과다 섭취하면 혈압이 오른다

세 번째 백색 가루는 **소금**이다.

짠맛은 음식의 풍미를 풍부하게 만들므로 소금은 우리 식탁에 없어서는 안 될 식재료이다. 요리할 때 조미료로 소금을 활용하는 사람도 많을 것이다.

그러나 **소금도 혈관에는 위험한 식품**이다.

다만 소금 자체가 직접적으로 혈관에 상처를 주는 것은 아니다. 소금의 주성분인 나트륨(염분)을 과다 섭취하면 혈압이 오르고 그로 인해 고혈압에 노출된 혈관이 손상을 입는 구조다.

소금은 '몸에 좋은 소금과 나쁜 소금이 있다'고 말하는 사람도 있지만, 어떤 소금이든 주성분이 나트륨(염분)이라는

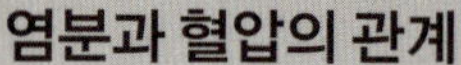

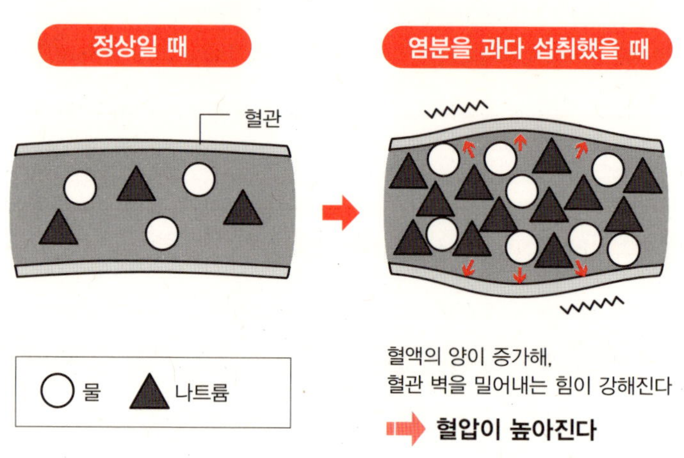

사실에는 변함이 없으며 혈관에 미치는 영향도 동일하다.

소금을 섭취하면 혈압이 오르는 이유는 혈중 나트륨 농도를 일정하게 유지하려는 체내 조절 시스템이 작동하기 때문이다.

혈액 속 나트륨이 지나치게 증가하면 농도를 떨어뜨리기 위해 혈관 주변의 수분을 혈관 내부로 흡수하여 혈액의 양을 늘린다. 혈관 속을 흐르는 혈액의 양이 많아지면 그만큼 혈관 벽에 가해지는 압력도 상승하게 된다.

그렇지 않아도 한국인은 염분을 과다 섭취하고 있다. 세계보건기구(WHO)와 한국영양학회에서 권장하는 1일 소금 섭취량은 약 5g 이하이다. 하지만 2022년 국민건강영양조사 기준에 따르면 한국인의 평균 섭취량은 약 7.8g으로 권장 기준량보다 약 1.5배 높다고 한다. 참고로 라면 한 그릇에는 소금이 약 4.475g이 들어 있다. 하루 권장량의 무려 90%를 섭취하게 되는 셈이다.(출처 코메디닷컴 2022.12.07. 기사)

또한 무염이나 소금의 양을 줄였다고 표시된 제품과 음식도 너무 많이 먹으면 기본적으로 섭취하는 염분의 양이 증가하므로 삼가는 것이 좋다.

혈관을 지키기 위해서라도 의식적으로 염분 섭취를 줄이도록 하자.

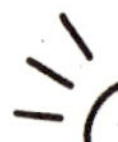

프로틴=신장 기능이 저하한다

단백질을 섭취하려면 분말형 프로틴보다는 고기와 생선을

네 번째 백색 가루는 단백질 보충제인 '**프로틴(단백질 보충제)**'이다.

'프로틴'이라고 하면 헬스클럽에서 운동하는 근육질의 사람들이 떠오를 것이다.

하지만 최근에는 남녀노소 불문하고 특히 어린이와 여성도 간편하게 섭취할 수 있는 건강보조식품 등을 통해 폭넓게 섭취하고 있다.

단백질을 뜻하는 프로틴(protein)은 **원료에서 단백질만을 추출해 가루로 만든 분말형 제품**으로, 효율적으로 단백질을 섭취하는 데 적합한 건강보조식품이다.

문제는 프로틴이 신장 기능을 저하시킬 위험이 있기 때문이다.

프로틴과 신장의 관계를 정리하면 다음과 같다.

① 섭취한 프로틴은 분해되어 아미노산이 된다. 흡수하고 남은 아미노산이 간장(肝臟)에서 분해되면 암모니아가 생성된다

② 간장(肝臟)에서 유해 물질인 암모니아를 요소로 전환한다

③ 신장(腎臟)으로 운반된 요소는 여과 과정을 거쳐 소변으로 배출된다

사실, 이 과정은 프로틴뿐 아니라 고기나 생선처럼 단백질이 풍부한 식품을 먹었을 때에도 동일하게 진행된다. 프로틴과 이들 육류와의 차이는 단백질이 소화, 흡수되는 속도에 있다. 분말 형태로 가공된 프로틴 쪽이 압도적으로 빠른 것이다.

빠르게 진행되는 여과 작업이 신장에 부담을 주는데다 **프로틴은 섭취가 편한 만큼 필요 이상으로 많은 양을 섭취하게 되므로 반드시 주의가 필요하다.**

2010년 발표된 해외 연구에 따르면, 건강한 성인을 대상으로 고단백질 식단과 일반 단백질 식단을 장기간 섭취한 결과, 고단백 식단 쪽이 신장 기능에 더 큰 부담을 주었다고 보고되었다.

결국, 프로틴을 과다 섭취하면 신장 기능이 저하될 위험이 커진다는 사실을 알 수 있다.

성별, 나이와 상관없이 쉽게 섭취할 수 있는 건강 보조제인 만큼 과잉 섭취하고 있지 않은지, 정말로 필요한 영양분인지를 검토할 기회로 삼자.

단백질과 신장

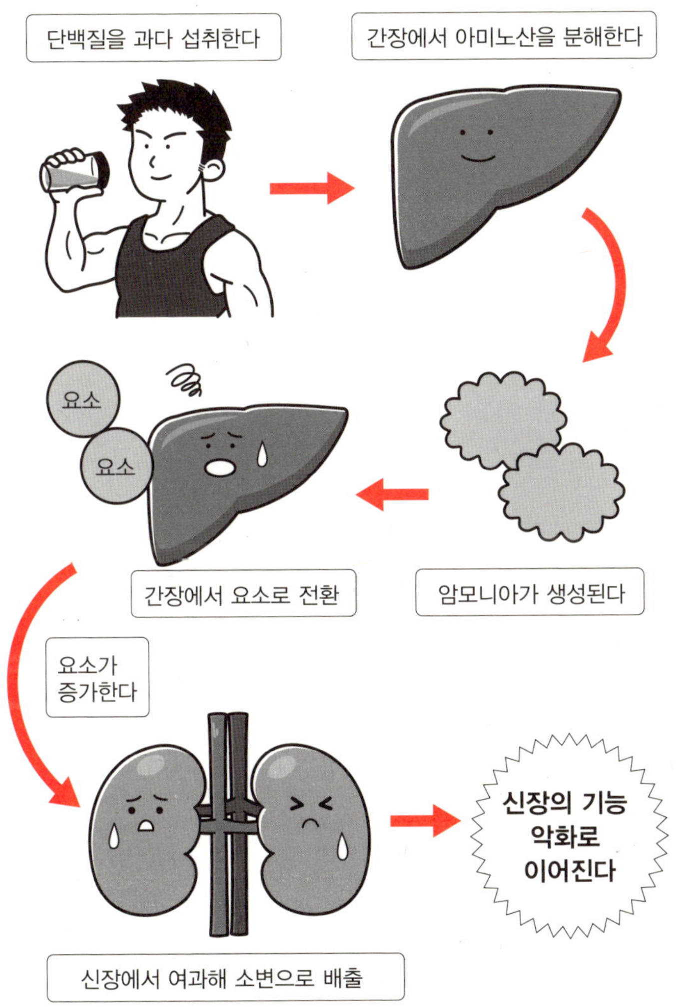

단백질을 과다 섭취한다
간장에서 아미노산을 분해한다
요소
요소
간장에서 요소로 전환
암모니아가 생성된다
요소가
증가한다
신장의 기능
악화로
이어진다
신장에서 여과해 소변으로 배출

신장 기능이 떨어지면 혈관이 손상된다

신장에 문제가 생겨 수개월 이상 지속되면 '만성신부전 (CKD)'으로 진단받게 되는데, 이렇게 한 번 악화되면 신장은 원래대로 회복하지 못한다.

특히 신장은 '침묵의 장기'라 불릴 만큼 초기에는 증상이 거의 없이 조용히 진행된다.

게다가 심근경색이나 협심증 등의 심혈관계 합병증이 동반되는 경우가 많고, 별다른 자각 증상 없이 서서히 신장 기능이 떨어진다.

결국 이미 혈액투석이나 신장 이식이 필요한 단계에 이른 뒤에야 병을 인지하는 경우도 적지 않다.

건강검진에서 신장 기능을 확인할 수 있는 대표적인 지표로 '추정 사구체여과율(eGFR)' 검사가 있다. 정상 수치는 90mL/min/1.73㎡ 이상인데, 나이가 들수록 점차 낮아지므로 주기적으로 확인하는 것이 바람직하다.

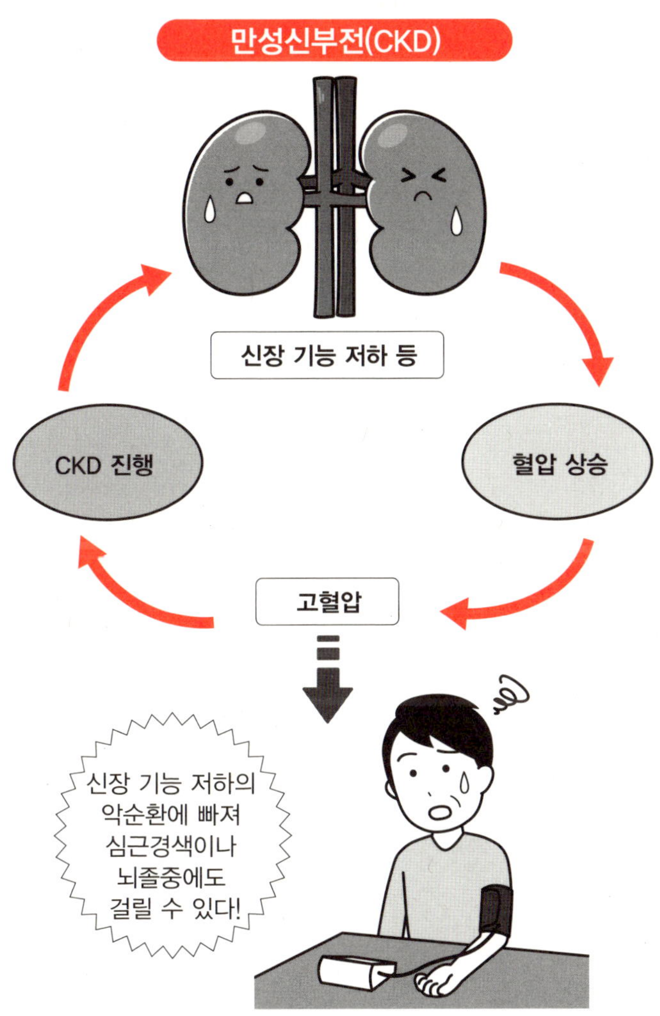
만성신부전(CKD)
신장 기능 저하 등
CKD 진행
혈압 상승
고혈압
신장 기능 저하의
악순환에 빠져
심근경색이나
뇌졸중에도
걸릴 수 있다!

만약 60mL/min/1.73㎡ 미만이 지속된다면 만성신부전일 가능성이 있다.

신장의 기능이 저하되면 혈관에도 악영향을 미친다.

다시 말해 신장이 혈액 속 여분의 염분(나트륨)과 수분을 충분히 배설하지 못하면 혈압이 상승하고, 혈압이 상승하면 신장 내 혈관이 손상되어 신장 기능이 더욱 나빠지는 악순환에 빠지게 된다.

단백질은 굳이 단백질 보충제를 섭취하지 않아도 고기와 생선, 달걀, 유제품 등의 식품을 통해 충분히 섭취할 수 있는 영양소다. 더구나 단백질뿐 아니라 다양한 영양소를 섭취할 수 있다. **프로틴은 충분한 단백질을 섭취하지 못할 때 이용하는 것이 현명한 선택**이다.

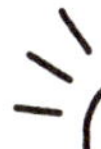 ## 에너지가 너무 부족하면
생명이 위험할 수 있다

'나쁜 혈액' 속에 녹아 있는 과잉 영양소 중 하나가 바로 **당질**이다.

그러면, 혈액 상태를 개선히기 위해서는 당질을 먹지 않는 편이 낫다고 생각하는 사람이 있을 수 있다. 실제로 혈당을 올리는 영양소는 당질뿐이므로 이를 섭취하지 않으면 당뇨병(2형 당뇨병)에 걸리지도 않고 살이 찌지도 않을 것이다.

이런 생각으로 다이어트나 당뇨병 예방을 위해 탄수화물 섭취를 제한하는 사람이 있는데 단기적으로는 분명 큰 효과를 볼 수 있다. 건강검진에서 혈당 관련 수치가 정상 범위로 떨어지고 몸무게도 감소할 것이다. 하지만 장기적으로 권장할 만한 건강법은 아니다. 특히 탄수화물을 거의 먹지 않는 극단적인 식단 제한은 건강에 도움이 되기는커녕 오히려 몸을 망칠 수 있다.

왜냐하면, 3대 에너지원 중 하나인 탄수화물을 끊으면 에너지가 부족할 수 있기 때문이다. **뇌의 유일한 에너지원은 당질**이다. 이 영양소가 부족하면 집중력이 떨어지고 신경이 예민해진다. 게다가 에너지의 절대량이 모자라면 체력이 떨어지고 쉽게 피로를 느낀다.

에너지 부족은 혈관에도 악영향을 미친다. 적혈구와 백혈구, 혈소판을 만드는 골수의 기능이 저하되고 손상된 혈관의 복구가 지연된다. 그리고 이것은 동맥경화를 촉진하는 원인이 되기도 한다.

더 심각한 수준으로 에너지 결핍이 발생하면 '**당뇨병성 케톤산증**'이라는 위험한 상태에 빠질 수 있다. 우리 몸은 심한 굶주림 상태라고 판단하면 피하 지방을 분해해 간장(肝臟)에서 **케톤체**를 만든다. 이 물질은 에너지원으로 쓰이지만, 너무 많은 양이 쌓이면 혈액이 산성화된다.

케톤체란?

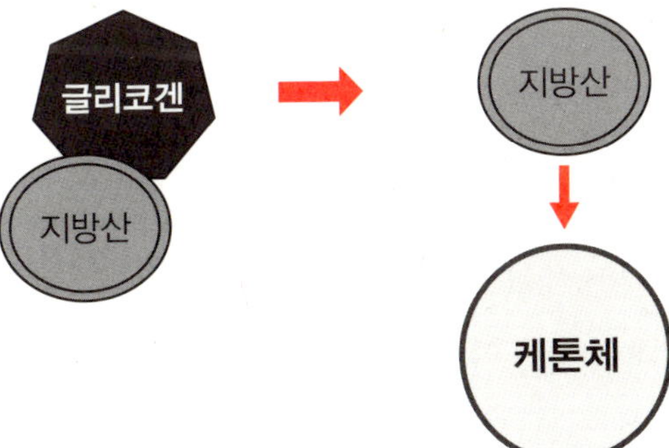

포도당 부족,
공복 상태
췌장의 글리코겐을
에너지원으로
글리코겐
췌장
꼬르륵
글리코겐과 지방산을
에너지원으로
지방산이 분해되어
케톤체가 발생
글리코겐
지방산
지방산
케톤체

이 상태를 당뇨병성 케토산증이라 한다.

혈액이 산성화되면 심한 탈수 증상이 나타나며 여기서 더 진행되면 호흡 곤란과 의식 장애 등을 일으켜 생명이 위험할 수도 있다.

무엇보다 장기간 탄수화물을 섭취하지 않는 식단을 유지하기란 매우 힘든 일이다.

여러분은 남은 일생 동안 흰 쌀밥과 빵, 파스타와 라면 나아가서는 과일이나 디저트조차 먹지 않고 살 수 있는가?

필자는 결코 견딜 수 없을 것이다.

설령 단기간은 그럭저럭 참는다고 해도 분명 그에 대한 반동으로 식단을 제한하기 전보다 더 많은 탄수화물을 섭취하게 될 가능성이 크다. 이것이 다이어트 뒤에 흔히 겪게 되는 요요현상이다.

그러면 모처럼 흐르게 된 '좋은 혈액'이 한순간에 '나쁜 혈액'으로 되돌아가게 된다. **'좋은 혈액'이 계속 흐를 수 있는 환경을 유지**해야 한다.

간헐적 단식에는 14시간의 공복을 추천

🔴 14시간이면 자가포식 기능이 활성화된다

짧은 시간 안에 '나쁜 혈액'을 '좋은 혈액'으로 바꾸는 방법에는 **패스팅(단식)**이 있다.

패스팅은 일정 기간 음식 섭취를 제한하는 건강법이다. 흔히 **'단식(斷食)'**이라고 한다.

패스팅은 식사 시간을 제한하는 단기 패스팅과 3일에서 1주일 정도 고형식을 먹지 않는 장기 패스팅이 있다. 이 중에서 단기 패스팅 쪽이 도전하기에는 좀 더 쉬운 방법이다.

TV나 매체를 통해 '간헐적 단식' 혹은 '16시간 단식'을 접하고 직접 실천해 본 사람이 있을 것이다.

이때 패스팅의 효과로 주목하는 것이 **'자가포식 (Autophagy)'** 기능이다.

자가포식이란 오래되고 손상된 자기 세포를 분해해 재활용하는 구조다.

우리 **몸속에 있는 재활용 공장**이라 말할 수 있다. 이 기능이 활성화되면 신진대사가 활발해지고 노화를 늦추는 데 도움을 준다고 한다. 그리고 16시간 동안 음식을 섭취하지 않으면 이 자가포식 시스템이 활성화된다고 하여 '**16시간 단식**'으로 화제가 되었다.

패스팅 중에는 음식을 섭취하지 않기 때문에 혈당도 오르지 않고, 지방도 쌓이지 않는다.

음식을 소화하지 않는 시간을 만들면 위(胃)와 장(腸)이 쉴 수 있어 장내 환경도 개선된다.

'좋은 혈액'을 만드는 데 패스팅은 분명 효과적인 방법이다. 단, **간헐적 단식을 할 계획이라면 16시간보다는 14시간을 추천한다.** 16시간보다 14시간 단식하는 쪽이 지속하기에 쉽기 때문이다. 예컨대, 오후 6시까지 서둘러 저녁 식사를 마치고 다음 날 오전 8시에 아침 식사를 하면 된다. 자가 포식 시스템은 14시간이면 조금씩 활성화되기 시작한다고 한다.

꾸준히 실천할 수 있는 방법인가, 아닌가? 이 점이 중요한 핵심이다. 무리하지 않고 계속하는 습관이 결국 혈관 건강을 지키는 열쇠다.

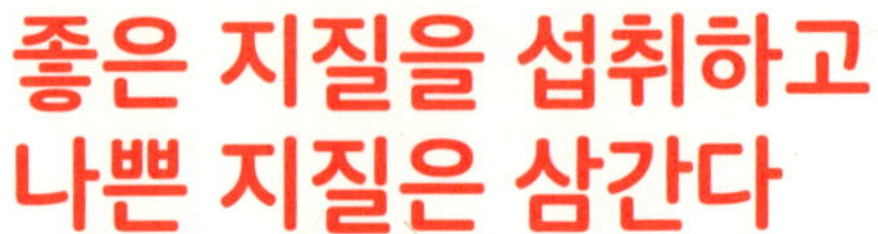

'나쁜 혈액'은 LDL과 HDL의 균형이 무너진 상태

혈액 속 여분의 LDL 콜레스테롤이 혈관을 손상시키는 이유는 단순히 혈관을 상처 입히는 데 그치지 않고 혈관 속막(내막)에 침착해 '플라크'를 만들기 때문이다.

그렇다면 LDL 콜레스테롤의 과잉 상태를 막으려면 어떻게 해야 할까?

먼저 **콜레스테롤은 음식을 통해 흡수되는 양보다 간장(肝臟)에서 생성되는 양이 훨씬 많다**는 점을 알아야 한다.

그리고 혈액 속에 흐르는 콜레스테롤의 양에 큰 변동이 없도록 식사로 흡수한 양에 맞춰 간장(肝臟)에서 만드는 양을 조절한다.

콜레스테롤은 역할에 따라 두 가지로 나눌 수 있다. **LDL 콜레스테롤**은 몸 구석구석까지 콜레스테롤을 운반하고 **HDL 콜레스테롤**은 혈액 속 여분의 콜레스테롤을 회수해 간장(肝臟)으로 가져가 배출한다.

LDL 콜레스테롤이 나쁜 콜레스테롤로 불리는 이유는 혈액 속에 남아 있을 경우 혈관에 들러붙기 때문이다. 반면, 콜레스테롤 회수 역할을 하는 HDL 콜레스테롤은 착한 콜레스테롤이라 부른다.

이 LDL 콜레스테롤과 HDL 콜레스테롤이 균형을 이루면 '좋은 혈액'이다.

LDL 콜레스테롤이 혈관 속에 남더라도 HDL 콜레스테롤이 회수해 혈관에 쌓이지 않는다.

반대로 이 둘의 균형이 무너진 상태가 '나쁜 혈액'이다. LDL 콜레스테롤이 증가하고 HDL 콜레스테롤이 감소하면 당연히 LDL 콜레스테롤을 모두 회수할 수 없게 된다.

LDL 콜레스테롤과 HDL 콜레스테롤의 균형 상태를 나타내는 지표가 'LH비(比)'이다. 이는 간단히 LDL 수치를 HDL 수치로 나눠 구할 수 있다.

1.5 이하는 건강한 상태이고 2.0 이상은 동맥경화가 의심되며 2.5 이상이면 동맥경화가 진행되어 혈전이 만들어졌을 수 있다.

예컨대, LDL 콜레스테롤이 135mg/dL, HDL 콜레스테롤이 45mg/dL이라면 135÷45=3.0이 된다. 이미 동맥경화가 진행되었을 가능성이 있다.

이처럼 LH비(比)를 기준으로 콜레스테롤 수치를 간단히 계산할 수 있으므로 건강검진 결과를 보며 꼭 확인해 보자.

나쁜 지질이 LDL 콜레스테롤 증가시킨다

나쁜 지질과 당질을 과다 섭취하는 식습관이 LDL 콜레스테롤의 증가를 초래하는 원인이다.

지방은 크게 '포화지방산'과 '불포화지방산'으로 나뉜다.

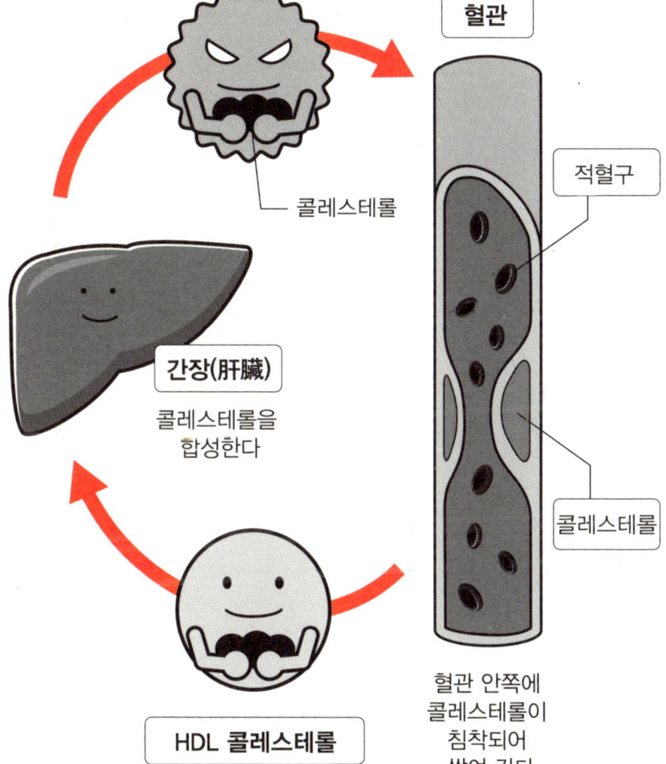

콜레스테롤의 역할
LDL 콜레스테롤
(몸 전체에 콜레스테롤을 운반한다)
콜레스테롤
혈관
적혈구
콜레스테롤
간장(肝臟)
콜레스테롤을 합성한다
HDL 콜레스테롤
(콜레스테롤을 회수하여 간장(肝臟)으로 운반한다)
혈관 안쪽에 콜레스테롤이 침착되어 쌓여 간다

이 두 지방산은 상온에서 고체 상태인가, 액체 상태인가로 구분한다.

상온에서 굳는 포화지방산은 주로 육류와 유제품 등의 동물성 지방에 많이 함유되어 있다.

이에 반해 불포화지방산은 상온에서 굳지 않고 액체 상태를 유지하는데, 생선이나 식물성 기름 등에 많다. 불포화지방산은 구조에 따라 다시 오메가3 지방산, 오메가6 지방산, 오메가9 지방산으로 분류할 수 있다.

이 중에 과다 섭취했을 때 건강에 좋지 않은 쪽은 포화지방산이다.

포화지방산이 증가하면 간장(肝臟)은 콜레스테롤을 좀 더 만들어야 한다는 압박을 받는다. 이때 LDL 콜레스테롤과 HDL 콜레스테롤이 균형을 이루면 좋겠지만, 실제로는 LDL 콜레스테롤이 훨씬 많이 증가하고 HDL 콜레스테롤은 아주 조금만 증가한다고 한다.

이로 인해 혈액 속 LDL 콜레스테롤의 양이 계속해서 늘어나는 것이다.

한편, 포화지방산보다 더 해로운 존재가 바로 **'트랜스지방산'**이다.

트랜스지방산은 액체 상태의 기름을 인공적으로 굳히는 과정에서 생기는데 마가린이나 스프레드, 쇼트닝과 같은 가공식품에 많이 들어 있다. 또한 마가린 등을 원료로 만든 과자나 빵도 트랜스지방산을 함유하고 있다. 미국에서는 트랜스지방산의 위해성 때문에 2018년 6월부터 식품에 첨가를 금지했을 정도다. 이 트랜스지방산은 LDL 콜레스테롤을 증가시킬 뿐 아니라 HDL 콜레스테롤을 감소시킨다고 한다.

'나쁜 혈액'을 '좋은 혈액'으로 만들려면 먼저 **포화지방산과 트랜스지방산 이 두 가지 나쁜 지질을 삼가**야 한다.

반면, **불포화지방산은 혈액 속 LDL 콜레스테롤을 낮추는 작용을 하여 '좋은 지질'로 불린다. 적극적으로 섭취하도록** 한다.

특히 오메가3 지방산과 오메가9 지방산의 섭취를 권장한다. 오메가6 지방산은 염증 유발 물질로 변할 수 있으니 포화지방산과 마찬가지로 삼가는 것이 좋다. 오메가3 지방산은 고등어, 꽁치, 방어, 정어리와 같은 등 푸른 생선, 식물성 아마씨기름, 들기름, 호두, 아몬드 등의 견과류에 많이 들어 있다.

일본 교토대학 실험에 따르면 등 푸른 생선에 들어 있는 **'에이코사펜타엔산(EPA)'**과 **'도코사헥사엔산(DHA)'**은 체지방을 연소시킨다고 한다.

오메가9 지방산을 함유하는 식품에는 올리브기름, 아보카도, 견과류 등이 있다.

올리브유, 아보카도에 들어 있는 올레산(올레인산)이 LDL 콜레스테롤을 감소시키는 것으로 확인되었으며 LDL 콜레스테롤과 HDL 콜레스테롤의 균형을 개선하는 효과도 보고되었다.

나쁜 지질을 삼가고 좋은 지질을 섭취하려는 노력만으로도 '좋은 혈액'을 만들 수 있다.

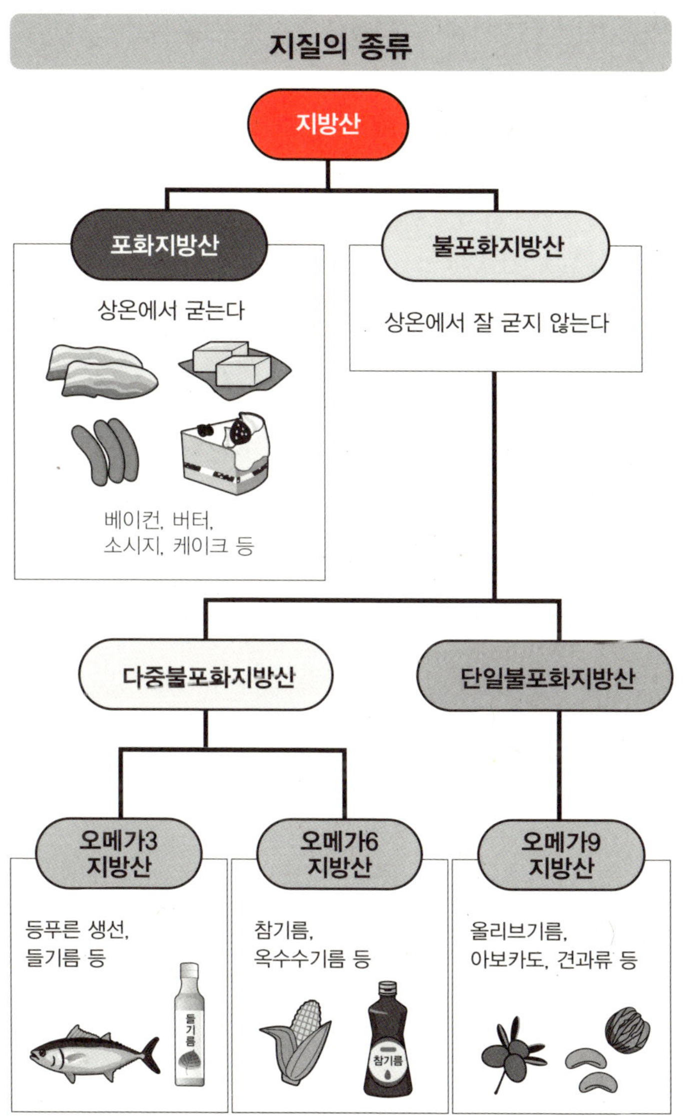
지질의 종류
지방산
포화지방산
상온에서 굳는다
베이컨, 버터,
소시지, 케이크 등
불포화지방산
상온에서 잘 굳지 않는다
다중불포화지방산
단일불포화지방산
오메가3
지방산
등푸른 생선,
들기름 등
들기름
오메가6
지방산
참기름,
옥수수기름 등
참기름
오메가9
지방산
올리브기름,
아보카도, 견과류 등

당질의 과다 섭취가 최악의 나쁜 콜레스테롤을 만든다

당질을 너무 많이 섭취하면 LDL 콜레스테롤이 증가하는데 그 이유는 여분의 당질이 간장(肝臟)에 중성지방으로 축적되기 때문이다.

중성지방이 간장(肝臟)에 저장되는 이유는 에너지가 부족할 때 이를 분해해 사용하기 위해서이다. 말하자면 **간장(肝臟)이 에너지의 저장고**인 셈이다.

하지만 저장 창고에도 한계가 있기 마련이다. 그래서 간장(肝臟)은 저장 용량이 가득 차지 않도록 중성지방이 너무 많아지면 **VLDL 콜레스테롤(중성지방을 운반하는 단백질)**로 바꾸어 혈액 속으로 다시 내보낸다.

VLDL 콜레스테롤은 근육과 지방조직에 중성지방을 모두 축적하고 나면 마지막에는 콜레스테롤을 운반하는 LDL 콜레스테롤로 바뀐다.

이것이 당질을 과다 섭취하면 LDL 콜레스테롤이 증가하는 원리이다.

이 과정은 지질을 과다 섭취해 중성지방이 늘어날 때도 동일하다.

혈액 속에 포도당이 남아도는 상태에서 LDL 콜레스테롤이 증가하면 상황은 더욱 악화된다. VLDL 콜레스테롤에서 만들어진 LDL 콜레스테롤이 소형화하기 때문이다.

이렇게 몸집을 줄인 LDL 콜레스테롤은 혈관 내막에 쉽게 침투하여 산화하기 때문에 보통의 LDL 콜레스테롤보다 훨씬 빠르게 플라크를 생성한다. 이 소형 LDL 콜레스테롤은 나쁜 콜레스테롤보다 더욱 안 좋아서 **최악의 나쁜 콜레스테롤**이라 부르기도 한다.

따라서 **지질과 당질을 고르게 섭취하는 것**이다. 그것이 '나쁜 혈액'을 '좋은 혈액'으로 바꾸는 주요 포인트다.

저녁 식사는 잠들기 2시간 전에 끝마친다

잠자기 직전에 먹으면 지방이 쌓인다

과다 섭취는 논외로 하고, 그것이 지질이든 당질이든 언제 섭취하느냐에 따라 '좋은 혈액'이 될 수도, '나쁜 혈액'이 될 수도 있다.

우리 몸에는 **'체내 시계'**가 있어서 그 리듬에 따라 수면, 호르몬 분비, 체온 조절 등 모든 생명 활동을 조절한다. 누가 가르쳐 주지 않아도 아침이 오면 잠에서 깨고 밤이 되면 잠을 자는 것도 이 체내 시계 때문이다.

이 체내 시계를 토대로 '언제 먹는 것이 몸에 좋을까?'를 연구하는 학문으로 시간 영양학이 있다. 이 시간 영양학에 따르면 영양소가 지방으로 저장될지가 결정되는 요인은 섭취한 시간대라 한다.

지방으로 축적되기 쉬운 시간대는 늦은 밤이라 한다.

그 이유는 지방 축적에 관여하는 단백질 '**BMAL-1(비말원)**'을 가장 많이 분비하는 시간대가 밤 9시에서 새벽 2시 사이기 때문이다.

한편, 밤늦은 식사가 '나쁜 혈액'을 만드는 이유는 성장호르몬 때문이라 한다. 이 호르몬은 수면 중에 분비량이 증가한다고 한다.

성장호르몬의 중요한 역할 중 하나가 지방 분해인데, 이 호르몬은 잠들고 나서 약 30~60분 사이에 찾아오는 깊은 수면 시간대(논렘수면)에 가장 많이 분비된다.

그런데 혈당이 상승하면 이 성장호르몬의 분비를 방해한다. 다시 말해, 잠들기 전에 음식을 섭취하면 지방 분해가 일어나지 않아 섭취한 양만큼 계속 축적되는 것이다.

식후 혈당이 정상으로 돌아오는 데는 약 3시간이 걸리므로 저녁 식사는 잠자기 3시간 전에 마치는 것이 바람직하다. 따라서 **적어도 잠자리에 들기 2시간 전에는 식사를 끝**

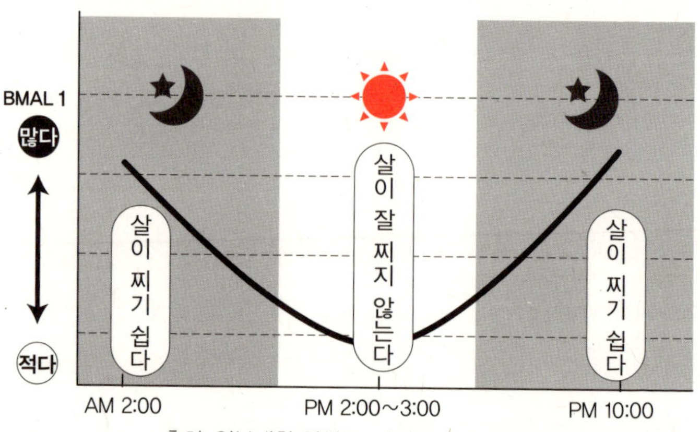

내도록 한다.

그리고 BMAL-1의 분비량을 고려하면 저녁 식사량을 줄이는 것도 '좋은 혈액'을 만드는 데 효과적인 방법이다. 저녁에 줄인 식사량을 아침이나 점심에 먹더라도 밤만큼 축적되지 않는다.

지질, 당질과 함께 섭취해야 할 식이섬유

🩸 혈관 보호에는 수용성 식이섬유가 효과적

'좋은 혈액'으로 바꾸기 위해 적극적으로 섭취해야 할 영양소가 있다.

바로 제6의 영양소로 불리는 **'식이섬유'**다. 식이섬유는 '나쁜 혈액'을 '좋은 혈액'으로 개선하는 역할을 한다.

첫째, **당질의 흡수 속도를 늦춘다.**

식이섬유에는 물에 녹아 젤 형태가 되는 수용성 식이섬유와 물에는 녹지 않지만, 수분을 흡수해 팽창하는 불용성 식이섬유 두 종류가 있다. 이 중에 수용성 식이섬유가 당질의 흡수 속도를 늦추는 역할을 한다.

당질과 함께 섭취하면 몸안으로 들어온 당질의 소화 및

분해가 천천히 진행된다.

최근 연구에서는 식이섬유가 간장(肝臟)에 작용해 혈당 상승을 억제한다는 사실도 밝혀졌다.

둘째, LDL 콜레스테롤을 감소시킨다.

수용성 식이섬유는 간장(肝臟)에서 생성되는 담즙산의 배출을 촉진하고, 혈중 LDL 콜레스테롤을 이용해 새로운 담즙산을 만들기 때문에 LDL 콜레스테롤이 감소한다.

또한 수용성 식이섬유는 장내세균의 먹이가 되는데, 그때 만들어지는 프로피온산(포화지방산의 일종)이 간장(肝臟)에서 생성되는 콜레스테롤을 억제하는 역할도 한다.

수용성 식이섬유가 풍부한 식품으로는 오크라, 우엉 등의 채소, 미역 등의 해조류, 보리·오트밀 등의 곡물, 사과와 바나나 등의 과일이 있다.

혈관에 영향을 미치는 미네랄을 관리한다

칼륨이 부족하면 혈압이 상승한다

'5대 필수 영양소'의 하나인 미네랄 중에도 혈관에 직접적으로 영향을 주는 몇 가지 성분이 있다.

첫 번째는 **칼륨**이다.

칼륨은 체내 여분의 나트륨을 물과 함께 소변으로 배출하는 역할을 한다. 이 칼륨이 부족하면 혈관 속 나트륨과 수분을 충분히 배출하지 못해 혈압이 높아진다. 또한 **칼륨은 혈관 내 산화 스트레스를 줄이는 기능**을 한다.

칼륨이 풍부한 식품으로는 녹황색 채소, 바나나, 해조류, 버섯류 등이 있다.

두 번째는 **마그네슘**이다.

'천연 혈압강하제'로 꼽히는 마그네슘은 혈관의 긴장을 완화하고 탄력을 유지하는 역할을 한다. 특히 마그네슘의 흡수를 높이는 칼슘을 함께 섭취하면 더욱 효과적이다.

마그네슘이 풍부한 식품에는 대두 제품, 견과류, 멸치 등이 있다.

세 번째는 **인**이다.

인은 과잉 섭취하지 않게 주의해야 하는 미네랄이다. **혈액 속에 인이 증가하면 칼슘과 결합해 혈관의 석회화가 진행된다.** 또한 인의 과다 섭취는 부갑상선 호르몬을 자극하여 뼛속의 칼슘이 녹아내리기 때문에 석회화를 더욱 악화시킨다.

인은 혈관 건강을 위해서는 주의해야 할 미네랄임에도 과잉 섭취하는 경향이 있다. 예컨대, 햄, 소시지 등의 가공육, 컵라면이나 즉석조리 식품 등의 인스턴트식품, 탄산음료, 스낵류, 각종 식품첨가물이 들어간 식품 등 우리가 자주 찾는 음식 대부분에 인이 들어 있다.

게다가 이러한 식품에 들어 있는 인은 '무기인'으로, 흡수율이 90% 이상으로 매우 높아 인식하지 못하는 사이에 과다 섭취하게 된다.

인을 섭취하려면 정어리나 멸치 등의 생선, 간, 치즈와 요구르트 같은 유제품, 대두 제품 등에 들어 있는 '유기인'이 바람직하다. 무기인에 비해 유기인의 흡수율은 40~60%로 비교적 낮은 편이다.

칼륨을 제외한 마그네슘이나 인은 일반 건강검진에서는 확인할 수 없으므로, 평소 식단에서 주의해야 한다.

결국은 균형이 가장 중요하다

채소는 다양하게 섭취한다

'좋은 혈액'을 만드는 식사를 한마디로 요약하자면, **균형 잡힌 식사**를 하는 것이다.

3대 영양소인 탄수화물, 단백질, 지방을 충분히 섭취하면서 비타민과 미네랄, 식이섬유를 고루 섭취한다. 획기적인 식사법을 기대했던 사람에게는 다소 실망스러운 결론이겠지만 사실 균형 잡힌 식사를 꾸준히 하는 것이야말로 가장 어려운 일이다.

앞에서 주의해야 할 영양소와 식품에 관해 이야기했는데, 나쁜 지질과 당질을 너무 많이 섭취하고 있지는 않은가? 4가지 백색 가루는 어떠한가? 가공식품이나 인스턴트식품을 자주 먹고 있지 않은가? 영양제와 건강 보조제를 먹으며 안심하고 있지는 않은가?

이렇게 자신의 식습관을 점검해 보면 의외로 균형이 깨져 있는 경우가 많다.

예컨대, 이 책에서도 언급한 식이섬유의 경우, 건강한 식단에서 빼놓을 수 없는 영양소지만 실제 섭취량은 매우 부족한 것이 현실이다.

한국인 권장 1일 식이섬유 섭취량은 성인 남성 25g 이상, 성인 여성 20g 이상이다. 하지만 국민건강영양조사에 따르면 실제 한국인 평균 섭취량은 23g 미만으로 전체 대상자의 약 67%가 충분 섭취량 미만으로 섭취하고 있다고 보고되었다. 즉 3명 중 2명은 식이섬유를 부족하게 섭취하고 있는 것이다. 스스로는 충분히 먹고 있다고 생각하지만 실제로는 부족한 것이다.

식이섬유가 풍부한 대표적인 채소도 마찬가지다.

한국 성인 **1일 채소, 과일 권장 섭취량은 500g** 이상이지만, 2023년 질병관리청의 통계에 따르면 하루 평균 섭취량이 340g으로 권장 섭취량에 크게 못 미치는 수준이라 한다.

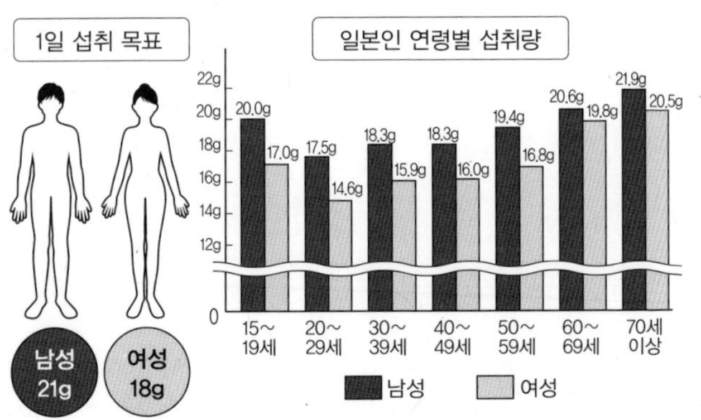

출처: 2019년 국민건강 · 영양조사 보고서(후생노동성)

또한 채소의 경우는 고르게 섭취하지 않는 경향이 강하다. 예컨대 '녹황색 채소가 건강에 좋다'는 조언을 들으면 대부분 녹색 채소를 위주로 챙겨 먹는다. 그런데 채소가 함유한 영양소는 각각이 다르기 때문에 녹색뿐 아니라 빨강, 노랑, 보라 등 다양한 색상의 채소를 골고루 먹어야 균형 잡힌 식사로 이어질 수 있다.

기본은 **식사의 균형을 고려**하는 것이다. 그렇게 하면 자연스럽게 '좋은 혈관'을 만드는 식단이 된다.

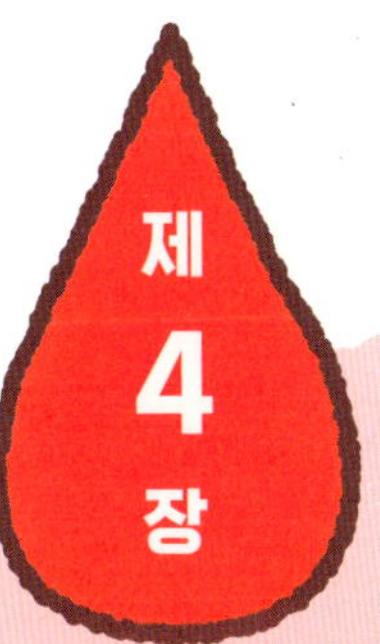

'좋은 혈액'을 지키는 생활 습관

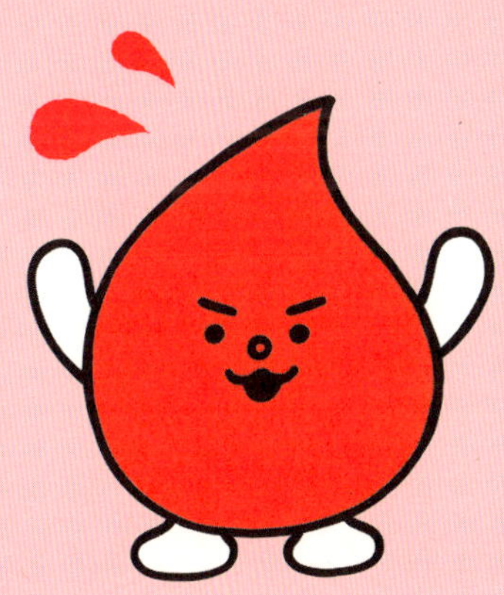

50세 이후의 몸은 관리가 필수인 중고차와 같다

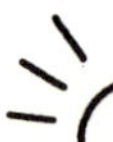 **인간은 본능적으로 익숙함을 선호한다**

자각 증상이 없는 상태에서 지금까지의 생활을 바꾸는 것은 좀처럼 쉽지 않은 일이다. 하물며 '10년 후, 20년 후에 위험한 상황을 맞을지도 모른다'는 말을 들으면 실감은커녕 자신의 일로 받아들이기조차 어려울 수 있다.

그러므로 누구나 건강검진을 받을 수 있는 환경에서 **검사 결과가 다소 나쁘게 나와도 '조금 위험한?' 하고 느끼는 것은 당일 정도**에 그칠 것이다. 다음 날이면 대부분 전날의 결과는 까마득히 잊고 평소 좋아하는 음식을 마음껏 먹고 마신다.

외모도 젊었을 때와 비교하면 기준이 느슨해져서 '이 정도면 괜찮겠지' 하고 슬쩍 눈을 감아버린다. 모델이나 배우처럼 외모가 곧 생계와 직결되는 절실한 상황이 아니면 좀처럼 생활 습관을 바꾸려 하지 않는다.

이런 느슨한 상태에서는 '이 제품이 건강에 좋다', '이렇게 하면 뱃살이 빠진다'라는 정보에 마음이 혹해 다이어트 제품을 복용하고 운동을 시작해도 얼마 가지 않아 흐지부지되고 만다.

필자 역시 건강을 위해 스포츠클럽의 회원권을 끊었지만, 벌써 6년째 한 번도 가지 않고 있다. 매달 회비만 헛되이 버리고 있다.

지금이 만족스러우면 상관없다. 미래 같은 건 걱정하지 않는다.

인간은 몸에 밴 익숙한 환경을 바꾸고 싶어 하지 않는다.

그러나 지금까지 이야기했듯이, **아무 대처도 하지 않으면 혈관은 계속 손상되고 악화의 길을 가게 된다.** 그리고 증상이 나타나면 그때야 서둘러 병원을 찾는다.

병원을 방문하는 환자 중에도 이런 경우가 적지 않다.

물론 병원을 찾는 환자는 치료가 가능한 상태이므로 혈

관이 손상되었어도 최선을 다해 진료한다. 환자 자신의 혈관을 사용할 수 없을 때는 인공혈관으로 교체하는 큰 수술도 진행한다.

이런 위험한 상황이 될 때까지 자신을 몰고 갈 필요는 없지 않을까?

50세를 넘긴 몸은 정기 점검에서 반드시 어딘가 결함이 발견되는 중고차와 같다. 그대로 방치한 채 폐차 직전까지 계속 탈 것인지, 제대로 관리하여 앞으로 30년, 40년을 더 탈 것인지 선택의 기로에 선 것이다.

가능하다면 오래 타고 싶지 않은가? 그렇다면 손쓸 수 없는 상태가 되기 전에 미리미리 관리하는 것만이 답이다. 50대에 잘 정비하지 않으면 건강한 60대와 70대는 기대하기 어렵다. 아무것도 하지 않으면 생각보다 폐차 시기가 빨리 찾아올 수 있다.

🔴 1주일에 한 번이라면 독을 먹어도 '나쁜 혈액'으로 돌아가지 않는다

제3장에서는 '좋은 혈액'을 만드는 식단에 관해 소개했는데, 실천하기가 쉽지 않다고 생각할 수 있다. 좋아하는 음식을 아무 제약 없이 먹어 온 사람에게는 더욱 어려운 일일 수 있다.

음식 자체가 즐거움인 사람에게는 먹고 싶은 욕구를 참는 것이 오히려 스트레스 요인이 되기도 한다.

'나쁜 지질을 줄여야 한다', '당질의 과다 섭취를 삼가야 한다'라며 '좋은 혈액' 만들기를 권장하는 필자 역시 가끔은 불고기나 라면, 빵, 달콤한 음식이 먹고 싶을 때가 있다.

그래서 그런 순간을 위해 **'1주일에 한 번은 독을 먹어도 OK!'라는 규칙을 정했다.** 여기서 말하는 '독'이란 제3장에서 소개한 4가지 백색 가루와 나쁜 지질 등을 가리킨다.

확실히 백색 가루와 나쁜 지질은 혈관을 손상시키는 음식과 영양소임이 틀림없다. 하지만, 1주일에 한 번 섭취한다고 바로 혈관이 손상되지는 않는다. 평소에 '좋은 혈액'을 만드는 건강한 식사를 한다면 '나쁜 혈액'으로 되돌아가는 일은 쉽게 일어나지 않는다.

스트레스를 받으며 참느니 **주 1회 정도 독을 즐기는 편**이 오히려 건강한 식습관을 유지하는 데 도움이 된다.

단, 독을 먹는 횟수는 반드시 1주일에 한 번을 넘으면 안 된다.

먹는 것은 분명 혈관을 손상시키는 독이다. 2번, 3번 늘려가다 보면 나쁜 혈관으로 빠르게 되돌아가고 만다.

초콜릿은 차 안에서만 먹는다

독을 먹지 않으려면 자신의 일상에서 독을 멀리할 수 있는 장치를 마련하는 것이 좋다. 요컨대, **먹을 수 없는 환경을 강제로 만드는 것**이다.

필자는 초콜릿을 너무 좋아해서 눈앞에 있으면 안 먹고는 못 배긴다. 그래서 책상 위에서 초콜릿을 치우기로 했다. 대신 완전히 끊으면 스트레스를 받으므로 차 안에 두고 **차를 탔을 때만 먹는다는 나만의 규칙을 정한 것이다.**

집과 병원을 오갈 때 차 안에서 한두 알만 먹는 데 익숙해지자 그로써 충분하다는 사실을 깨닫게 되었다. 책상 위에 초콜릿이 없어도 아무렇지 않았다.

소금이나 당질이 들어 있는 조미료를 많이 섭취하지 않기 위해 식탁 위에서 간장, 소금, 소스 등을 올려두지 않는 사람도 있다. 눈앞에 있으면 굳이 필요가 없어도 습관처럼 넣기 때문이다.

사 온 과자를 선반 안에 넣어두거나 평일에는 마트나 편의점을 건너뛰어 달콤한 간식의 소비를 줄이는 등 **생활 습관을 조금만 바꾸면 의외로 쉽게 '독'을 멀리할 수 있다.**

필자도 경험한 것처럼 습관이 되면 의외로 힘들지 않다. 눈에 보여서 먹었던 것뿐이다. 없으면 없는 대로 잘 지낼 수 있다.

이렇게 해서 '좋은 혈액'을 만들 수 있다면 충분히 도전해 볼 만하다고 생각한다.

나는 톰 크루즈의 식생활을 참고했다

혈액을 깨끗하게 할 동기라면 무엇이든 괜찮다

세상에는 같은 나이인데 어떻게 저런 체형을 유지할 수 있을까? 하고 감탄하게 되는 사람이 있다. 대부분 모델이나 배우처럼 직업상 외모를 관리해야 하는 사람들이지만 그들은 상당한 노력을 기울이고 있다.

아마도 그들의 혈관 속에는 '좋은 혈액'이 흐르고 있을 것이다.

나는 **닮고 싶은 사람들의 생활 방식을 참고로 하는 방법도 좋다고 생각한다.**

내가 참고한 인물은 바로 톰 크루즈다.

영화 〈탑건(Top Gun)〉과 〈미션 임파서블(Mission

Impossible)〉로 잘 알려진 할리우드의 슈퍼스타로, 그는 1962년생이다. 60세가 넘었는데도 자신의 스타일을 유지하고 있는 것을 보면 정말 대단하다고 생각한다.

그가 인터뷰에서 밝힌 식습관은 다음과 같았다. 빵과 파스타는 먹지 않고, 튀김류도 삼간다. 달콤한 음식을 선물 받아도 스태프에게 양보하고 견과류를 즐겨 먹는다.

물론 그의 식습관을 따라 한다고 해서 톰 크루즈가 될 수는 없다. 하지만 그렇게 생활해 보고 싶다는 단순한 생각으로 식단을 개선하기로 했다. 그때부터 환자에게 선물 받은 과자류는 집으로 가져가지 않고 병원 스태프에게 나눠주고 있다.

식사와 생활 습관을 돌아보는 계기가 꼭 질병일 필요는 없다고 생각한다. 그렇게 해서 '좋은 혈액'이 흐르게 된다면, 혈관 노화를 늦출 수 있기 때문이다.

술을 좋아하는 사람은 심근경색과 뇌경색의 위험을 감수해야

과도한 음주는 고혈압을 부른다

'건강을 위해 줄이세요, 끊으세요'라는 말을 들어도 좀처럼 끊기 어려운 것이 있다.

바로 **술과 담배**다. 둘 다 **혈관에는 전혀 바람직하지 않은 습관**이다.

먼저 술부터 이야기해 보자.

'술은 백약의 으뜸'이라는 말이 있듯, 술은 적당한 양을 마시면 혈액순환을 좋게 하고 긴장을 풀어주는 효과가 있다고 한다.

또한 '나쁜 혈액'을 만드는 당질만 보아도 쌀밥이나 빵에 비해 걱정할 만큼 많이 함유하고 있지 않다.

위스키나 소주 같은 증류주에는 당질이 없으며, 당질을 함유한 발효주도 와인은 소량, 비교적 많은 편인 청주도 1홉(180mL)에 들어 있는 당질은 8~9g 정도이다.

단, **적정량을 초과하면 혈관을 손상시킬 위험이 크다.**

그 이유는 고혈압을 유발하기 때문이다. 알코올은 교감신경을 자극해 혈관을 수축시킨다. 조금이면 몰라도 오랜 시간, 장기간에 걸쳐 술을 계속 마시면 높은 혈압 상태가 지속된다.

또한 알코올이 분해되는 과정에서 생성되는 '아세트알데히드'가 혈관 내막을 손상시킨다고 알려져 있다. 아세트알데히드는 독성이 강해 숙취를 일으키는 물질로도 유명하다. 술을 마시면 얼굴이 붉어지고 맥박이 빨라지는 것도 바로 이 아세트알데히드 때문이다. 그 결과, 다음 날 아침에는 혈관이 수축하고 혈압이 상승한다.

세계보건기구(WHO)는 1일 알코올 적정 섭취량을 남자의 경우 40mL(소주 기준 4잔), 여자는 20mL(소주 기준 2잔)로 제시하고 있으나 우리나라 국민의 1일 평균 주류 섭

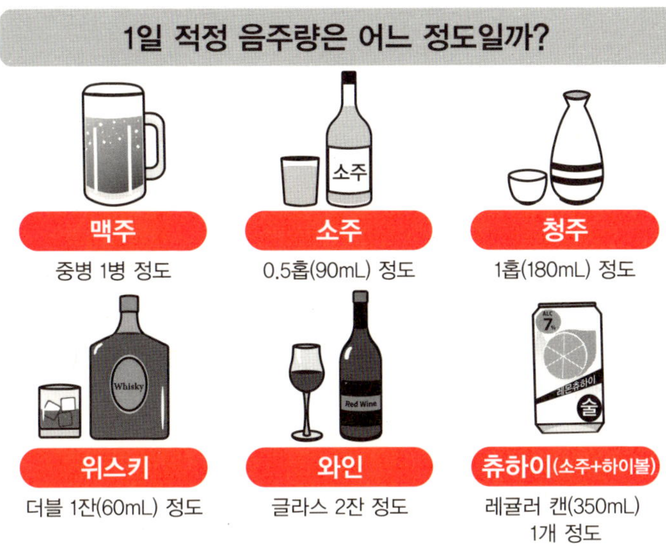

취량은 79.6mL이다(국민영양통계, 2021년).

물론 알코올 분해 능력에는 개인차가 있으므로 어디까지나 참고 기준에 불과하지만, **건강검진에서 계속 고혈압으로 나온다면 자신의 음주량을 점검해 볼 필요가 있다.** 자신의 고혈압은 어쩌면 술이 원인일지도 모른다.

심방세동 위험을 높이는 알코올

심장혈관외과 의사로서 **알코올과 '심방세동'의 관계**에 관해 꼭 말해두고 싶은 것이 있다.

심방세동은 부정맥의 한 종류다. 심장에 있는 네 개의 방 가운데 위쪽 좌우의 두 개를 심방이라 하는데, 이 부위가 빠르고 불규칙하게 떨리면서 경련을 일으켜 맥박의 리듬이 흐트러지는 상태를 가리킨다.

심방세동 자체는 생명을 위협하지 않지만, 방치하면 경련이 잦아지거나 그 시간이 길어진다. 이렇게 되면 심장 안에 혈액이 고이고 혈전이 생긴다.

이 혈전이 뇌로 흘러가면 뇌경색을, 심장의 관상동맥으로 이동하면 심근경색을 일으킨다.

심방세동은 나이가 들면서 발병 위험이 증가하는데, 알코올은 이 위험성을 더욱 높인다.

독일이 유럽의 약 10만 명을 대상으로 실시한 연구에 따르면 하루 알코올 1잔(약 12mL)을 섭취했을 때 심방세동의

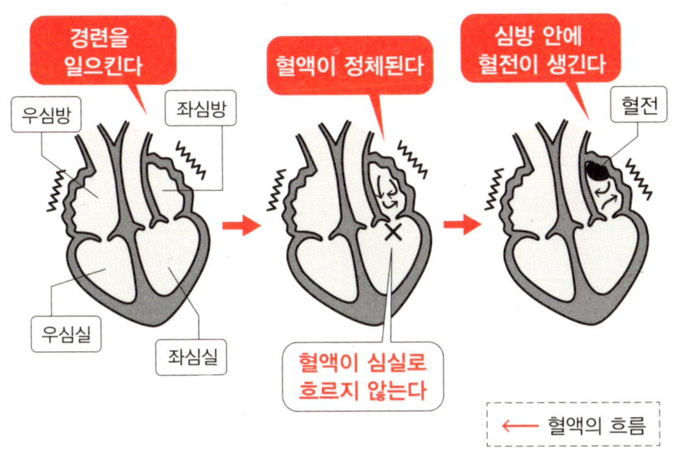

발병 위험이 16% 증가했다.

하루 2잔은 36%, 3잔은 52%, 4잔 이상 마시면 무려 59%까지 상승한다고 보고되었다.

또한 알코올은 심방세동의 위험인자인 **'수면무호흡증'**을 악화시킨다.

수면무호흡증은 잠자는 동안 호흡이 일시적으로 멈추거나 얕아지는 병으로, 발병하면 심방세동이 발생할 위험이 2~4배 높아진다고 한다.

술을 좋아하는 사람이 술을 끊는 것은 쉽지 않겠지만, 혈관과 심장을 지키기 위해서라도 조금 줄여보는 건 어떨까 한다.

흡연자는 심장 수술을 할 수 없다

술과 달리 **담배는 완전히 끊는 것이 바람직**하다.

모든 건강서에서 지적하듯 담배는 '백해무익'하며, 혈관 건강에 어떠한 이익도 없다.

담배 속 **니코틴은 혈관을 수축시킨다.**

혈관이 수축하면 혈압이 상승하므로, 흡연자는 담배를 피울 때마다 혈압을 올리고 있는 것이다.

또한 흡연은 혈관을 손상시키는 활성산소를 대량으로 증가시킨다.

담배 연기 자체에 이미 많은 활성산소가 들어 있기 때문이다. 연기를 흡입하면 활성산소가 직접 체내로 들어와 혈관을 공격한다.

간접흡연이 문제가 되는 이유도 여기에 있다. 담배에서

피어오르는 부류연이 오히려 필터를 거쳐 들이마시는 주류연보다 활성산소를 약 3배나 더 많이 함유하고 있는 것이다. 비흡연자에게는 원치 않는 큰 피해가 아닐 수 없다.

흡연자는 심장 수술도 할 수 없다

우리 병원에서는 최소 수술 1개월 전에는 금연을 권한다. 그렇지 않으면 수술 후 마취 관을 제거하지 못해 호흡부전에 빠질 수 있기 때문이다.

이는 담배 연기 속 일산화탄소가 헤모글로빈과 쉽게 결합해 저산소 상태가 지속되는 것이 원인이다. 만약 병원의 경고를 무시하고 수술 전까지 흡연한 사실이 드러나면 수술은 즉시 취소된다.

담배만큼 건강에 치명적인 것은 없음을 기억하자.

💧 물은 하루 7~8번에 걸쳐 자주 마신다

'좋은 혈액'을 만들기 위해 반드시 실천해야 할 것 중 하나가 충분한 수분 섭취다. 1일 목표량은 1.5L지만 젊은 사람은 2L까지 섭취해도 좋다.

헤마토크릿, 혈청 나트륨, 혈청 요소질소, 혈청 크레아티닌 등의 지표를 보면 혈액에 수분이 부족한지 알 수 있다. 결과 수치가 나쁜 사람 중에는 실제 섭취량은 부족한데 스스로는 물을 충분히 마신다고 착각하고 있는 사람이 있다. 나이가 들면 **갈증을 느끼는 '구갈중추(口渴中樞)'**의 기능이 저하된다.

그로 인해 수분이 부족해도 인지하지 못하기 때문에 만성적인 경도 탈수 상태에 빠질 수 있다. 남성의 경우에는 전립

선 비대로 인한 야간 배뇨를 줄이기 위해 물을 적게 마시는 사람도 있다.

하지만 체내 수분이 부족하면 혈액 속 수분의 양이 줄고 끈적끈적 점도를 띠는 '나쁜 혈액'이 되면 혈관이 손상을 입어 동맥경화가 진행된다. **특히 수분이 부족하기 쉬운 여름과 겨울에는 의식적으로 물을 자주 마시도록 한다.**

수분을 섭취할 때는 한 번에 많이 마시지 말고 자주 나누어 섭취한다. **한 번에 200mL(컵 1잔) 정도를 식사 시간 외에 오전과 오후로 나누어 하루 7~8회 섭취하는 것이 이상적이다.**

오후 9시 이후에는 야간 배뇨가 잦아질 수 있으므로 무리가 없는 선에서 섭취량을 조절한다.

물은 한 번에 많은 양을 마셔도 모두 흡수되지 않고 소변으로 배출된다.

신장의 처리 능력은 1시간에 약 800~1,000mL 정도라고 하는데, 한 번에 너무 많이 마시면 그만큼 신장에 부담을 주게 된다. 제3장에서 설명했듯 신장을 혹사시키면 결국 혈관 건강은 악화된다.

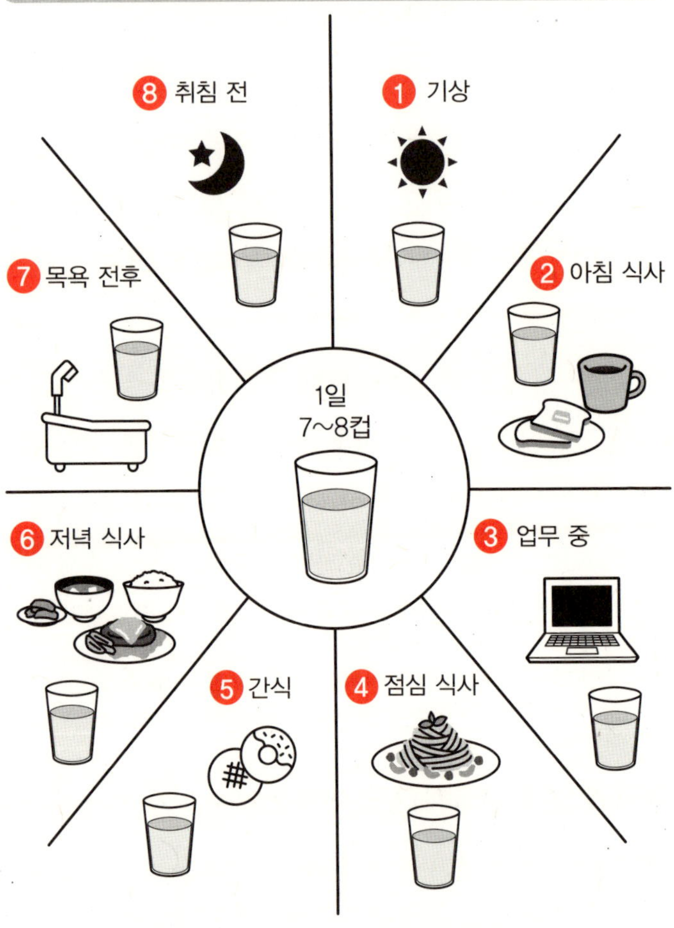

오전, 오후로 나누어 1일 7~8컵(한 컵에 약 200ml)의
수분을 섭취하는 것이 바람직하다.

혈관에 손상을 주는 사우나는 지금 당장 그만두자

사우나는 혈관 건강에 도움이 되지 않는다

사실, 스스로 탈수 상태를 만드는 사우나는 그다지 권장하지 않는다.

물론 사우나는 혈관이 확장해 혈액순환이 좋아지는 것으로 알려져 있다. 또는 피로가 풀려 스트레스 호르몬이 감소한다거나 땀으로 노폐물을 배출시키는 효과가 있다고도 한다. 하지만 얻는 것 이상으로 혈관에 가해지는 손상이 클 수 있다는 우려를 감출 수 없다.

특히 혈관의 노화가 이미 시작된 중장년층 이상에게는 절대 권하고 싶지 않은 습관이다.

앞에서 설명했듯 수분 부족은 혈관 건강에 좋지 않다. 그런데도 왜 많은 땀을 흘려 체내 수분을 배출하려는 것일까?

평소 우리는 하루에 약 500~700mL의 땀을 흘리는데, 사우나에서는 15~20분 만에 500mL에서 1.5L에 달하는 땀을 배출한다고 한다. 이미 수분 부족 상태에 있는 사람에게는 사우나가 매우 위험한 행동일 수밖에 없다.

한편, **사우나와 같은 고온의 환경은 심장에도 큰 부담을 준다.**

왜냐하면, 지나친 체온 상승을 막기 위해 혈관을 확장하면 혈압이 떨어지기 때문에 심장은 좀 더 강한 힘으로 혈액을 내보내야만 한다. 게다가 땀을 흘려 몸속 수분이 부족한 상태에서 혈액량이 줄면 더 강한 힘이 필요하다.

게다가 사우나 직후에 들어가는 냉탕은 더욱 위험하다.

사우나 애호가들 사이에서는 이렇게 하면 신진대사가 활성화되고 면역력이 향상된다고 하는데 필자로서는 이해하기 어렵다. 급격하게 혈압이 오르내리는 것에 쾌감을 느끼는 것일까?

필자는 대학 시절 사우나 냉탕의 위험성을 직접 경험한 적이 있다.

우리는 차가운 물에 손을 넣으면 혈압이 상승하는지 확인하고 있었다. 대부분 100~120mmHg에서 안정적인 수치를 보였지만 당시 40대였던 동급생 한 명은 손을 담그는 순간 그대로 쓰러지고 말았다.

이것이 바로 문제의 **'열사병(Heat Shock)'**이다.

열사병은 급격한 온도 변화로 인해 혈압과 심박수가 급격히 변동하는 증상을 말하는데, 특히 고령자나 심장질환이 있는 사람은 이로 인해 심근경색과 뇌졸중 등을 유발할 수 있다.

매년 약 17,000명이 목욕 중에 사망하는 것으로 추산되고 있다. 그 주요 원인 중 하나가 바로 열사병이다.

따라서 **최소한 고혈압 약을 복용 중인 사람, 혈액 속 수분이 부족한 사람, 술을 마신 사람의 경우에는 사우나를 피해야 한다.** 특히 골프장에서 플레이 후에 사우나를 즐기는 사람도 많은데 절대 방심해서는 안 된다. 만약 쓰러졌을 때 골프장에는 의사가 없다는 사실을 기억하자.

미지근한 물에 20~30분간 몸을 담근다

사우나를 즐기고 싶다면 **집에서 반신욕을 하기를 강력 추천**한다.

사우나의 효과로 꼽히는 장점 예컨대, 혈류 개선과 긴장 완화, 노폐물 배출 등의 효과를 안전하게 얻을 수 있기 때문이다.

다만, 반신욕을 할 때는 다음 4가지를 주의하자.

①37~40도 정도의 미지근한 물

42도 이상의 뜨거운 물에 들어가면 교감신경을 자극해 혈관을 수축시킨다.

혈압 상승의 원인이 된다.

②입욕 시간은 20~30분

반신욕은 사우나와 달리 시간을 들여 서서히 땀을 내는 것이 특징이다. 단, 땀을 너무 많이 흘리면 사우나와 마찬가지로 탈수 상태에 빠질 수 있다.

③어깨까지 담그지 않는다

어깨까지 담그는 전신욕은 수압으로 인해 심장에 부담을 준다. 반면, 반신욕은 혈압의 변화가 적어 안전하다고 할 수 있다.

④겨울철에는 온도 차이에 주의한다

물이 미지근하다고는 해도 갑자기 물속으로 들어가면 혈압이 크게 오르내릴 수 있다. 특히 겨울에는 탈의실과 욕실의 온도를 높여두거나 가볍게 몸에 물을 끼얹고 나서 물에 들어가는 등 온도 차이에 대비한다.

혈관 건강에는 단연코 사우나보다 반신욕이 바람직하다.

운동을 꾸준히 할 수 있는
3가지 요령

혈압과 혈당 관리에 좋은 운동

지금까지 운동에 관한 이야기를 하지 않은 이유는 제3장에서 언급한 것처럼 **식단 조절보다 실천하기가 훨씬 어렵기 때문**이다. 특히 평소 운동을 하지 않던 사람은 '운동'이라는 말만 들어도 거부감을 느낄 수 있다.

하지만 혈관 건강을 유지하는 데 효과적인 방법임은 틀림없으므로 '좋은 혈액'을 지키는 생활 습관으로 운동을 권장한다.

운동이 혈압을 낮추는 효과는 수많은 연구에서 이미 입증되었다.

혈압을 낮추는 이유는 우리 몸을 순환하는 혈액량이 감

소하기 때문이다. 운동하면 몸에 불필요한 수분과 나트륨
이 배출되어 순환 혈액량이 감소하고 그 결과 혈압이 내려
간다.

또 다른 이유는 운동이 혈류를 개선해 혈관 확장 물질로
알려진 일산화질소(NO)의 분비를 촉진하기 때문이다. 그
러므로 일산화질소가 작용하여 말초혈관이 확장하면 혈압
이 낮아진다.

그리고 운동의 이완 효과도 혈압을 낮추는 요인이다. **몸
의 긴장이 풀려 부교감신경이 활성화되면 혈압 상승을 억
제할 수 있다.**

운동이 혈당을 낮추는 것으로도 잘 알려져 있는데, 그 원
리는 간단하다.

운동을 하며 근육을 움직이면 에너지원으로 포도당을 소
비하기 때문이다.

그리고 포도당은 자동차의 연료와 같아서 몸을 움직일수
록 혈액 속 포도당은 줄어들기 마련이다.

다만, 이 효과는 일시적이어서 1회성 운동으로는 '좋은 혈

액'을 만들 수 없다.

'운동과 식단 관리 모두 꾸준히 할 수 있느냐'가 문제의 핵심이다. 하지만 운동 습관이 없는 사람은 이 지속성이 가장 높은 장벽이다.

이렇게 도저히 운동을 지속할 수 없거나 지속할 수 없었던 사람을 위해 계속할 수 있는 3가지 요령을 소개한다.

몸에 좋은 작은 습관이 곧 운동이 된다

운동을 지속할 수 있는 첫 번째 요령은 **누군가와 함께하는 것**이다.

코로나 시기에는 외출을 가능한 자제했기 때문에 운동 부족에 빠진 사람이 많아 문제가 되었다. 하지만 그런 와중에도 꾸준히 운동을 한 사람이 있었다.

분석해보니, 혼자가 아니라 누군가와 함께 했다는 공통점이 있었다.

가족과 함께 집 주변을 달리거나 반려견과 산책을 하고, 친구와 골프를 치거나 헬스장에서 개인 트레이너와 운동을 하는 등 그 방법은 다양했다.

돈이 드는 방법도 있지만, 누군가와 함께라면 혼자 할 때보다 오래 지속할 수 있다.

두 번째 요령은 **강제로 몸을 움직여야 하는 환경을 만드는 것**이다.

예컨대, 앉아만 있어도 다리가 흔들리는 의자를 사용하거나 화장실 갈 때 일부러 돌아서 가는 등 생활 동선에 변화를 주는 등 도구를 사용해 조금이라도 몸을 움직이는 환경을 만든다.

막상 운동을 시작하려 해도 그 첫발을 떼기가 쉽지 않다. 설령 한 번 하고는 바로 포기하는 유형도 많다. 그렇더라도 억지로라도 몸을 움직이는 환경을 만들고 그것이 습관이 되면 몸을 쓰는 것이 즐거워진다.

세 번째 요령은 **지금보다 조금만 더 몸을 움직여 보는 것**이다.

이것이 여러분에게 추천하는 운동법이다. 어렵지 않기 때문에 오늘부터 바로 시작할 수 있을 것이다.

저녁 식사는 아침이나 점심보다 많이 먹게 되므로 저녁밥을 먹은 뒤에 운동을 시작해 보자.

예컨대, 밥을 먹고 나서 바로 소파에 누워 TV를 보았다면 앉아서 보도록 하자. 앉아만 있었다면 부엌으로 가서 설거지를 한다. 설거지를 했다면 마친 후에 간단히 스트레칭을 한다.

스트레칭이 번거롭다면, 식사 후 1시간 이내에 샤워를 하는 방법도 있다.

몸을 좀 더 움직이고 싶다면 샤워 전에 가볍게 스쾃을 하는 것도 좋다.

'그것으로 운동이 될까?' 하는 의문이 들 수도 있다. 하지만 지금까지 운동을 전혀 하지 않았다면 중요한 건 먼저 몸을 움직이는 습관을 들이는 것이다.

그리고 **'나는 지금 몸에 좋은 습관을 시작했다'라고 마음을 먹는 데 의미가 있다.**

이런 작은 습관이 몸에 좋음을 자각하게 되면 평소 이용

저녁 식사 뒤에 조금 더 몸을 움직인다

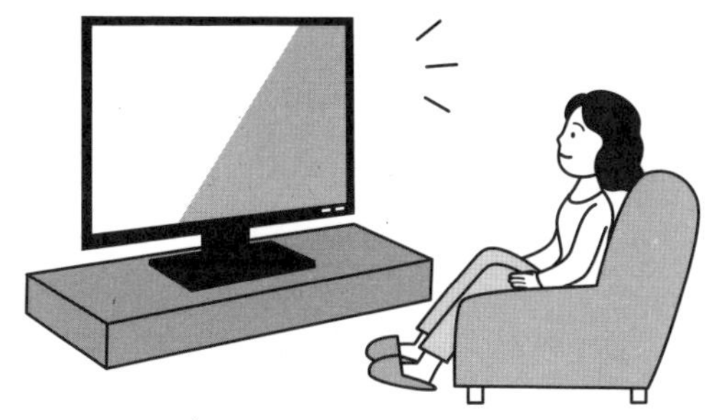
TV는 눕지 않고 앉아서 본다

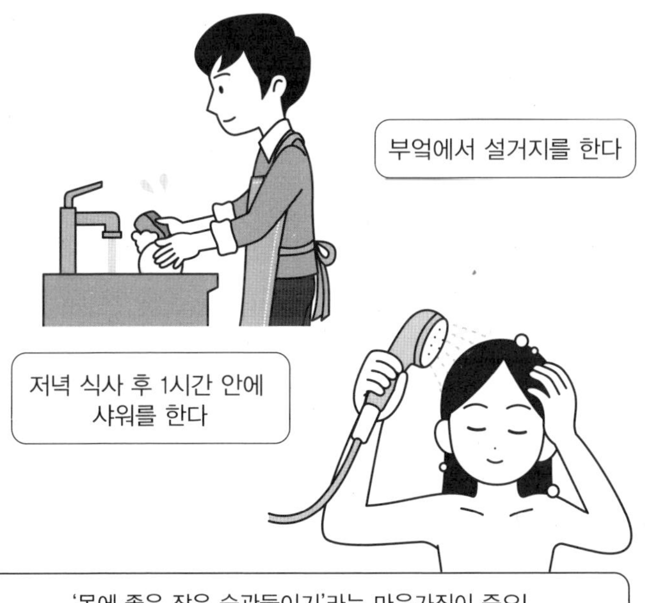
부엌에서 설거지를 한다
저녁 식사 후 1시간 안에 샤워를 한다
'몸에 좋은 작은 습관들이기'라는 마음가짐이 중요!

하던 엘리베이터 대신 계단을 오른다거나 가까운 마켓은 차를 두고 걸어서 가는 등 적극적으로 몸을 움직이게 된다.

처음에는 이것으로 충분하다. **'좋은 혈액'을 지킬 수 있는 기본기**가 쌓이는 것이다. 그런 뒤에 정말로 본격적으로 운동하고 싶어지면 걷기, 조깅, 스쾃 등과 같은 활동을 시작하면 된다. 지금 당장 시작하는 것보다 훨씬 오래 지속할 수 있을 것이다.

● '계단 오르기' 운동을 추천

'좋은 혈액'을 만들려면 어떤 운동을 해야 할까?

필자는 **엉덩이 근육을 사용하는 운동**을 권장한다. 이유는 간단하다.

하체에 큰 근육들이 많기 때문이다.

우리 몸을 구성하는 근육을 크기(부피) 순서대로 나열하면, 넙다리네갈래근(허벅지 앞 근육), 큰볼기근(엉덩이 근육), 넓적다리뒤근육(허벅지 뒤 근육), 삼각근(어깨 근육), 큰가슴근(가슴 근육) 순이다.

또한 종아리세갈래근(종아리 근육)도 큰 근육에 속한다.

혈압이든 혈당이든 운동 효과를 가장 효율적으로 얻고 싶다면 엉덩이 같은 큰 근육을 움직여야 한다. 그렇게 하면 혈압과 혈당을 낮추는 구조가 만들어져 조절이 가능해진다. 게다가 의식적으로 엉덩이를 움직이면 허벅지와 종아리까지 하체 전체를 움직이는 운동이 된다.

가장 손쉬운 방법은 바로 **'계단 오르기'**이다. 계단이 있는 곳이라면 집안이나 아파트 계단, 공원, 지하철역 어디라도 상관없다. **계단을 오르는 습관을 기르자.** 또 다른 간단한 운동법으로는 까치발 서기가 있다. 발뒤꿈치를 들고 발끝으로만 서는 것이다. 5회에서 10회 정도부터 시작하자.

그리고 몸이 어느 정도 익숙해지면 한 번에 하체 근육을 단련할 수 있는 대표적인 운동, 스쾃을 추천한다. 하루 5회 정도부터 시작해 보자.

앞에서 언급한 바와 같이 운동은 꾸준히 하지 않으면 효과를 기대할 수 없다. 처음부터 너무 강도 높게 목표를 세우면 오히려 좌절이 빨리 찾아온다. '이 정도면 괜찮아. 계속할 수 있겠어'라고 느껴지는 수준에서 시작하는 것이 중요하다. 이렇게 3개월만 유지한다면 분명 몸의 변화가 느껴질 것이다.

1일 5회! 하체를 단련하자

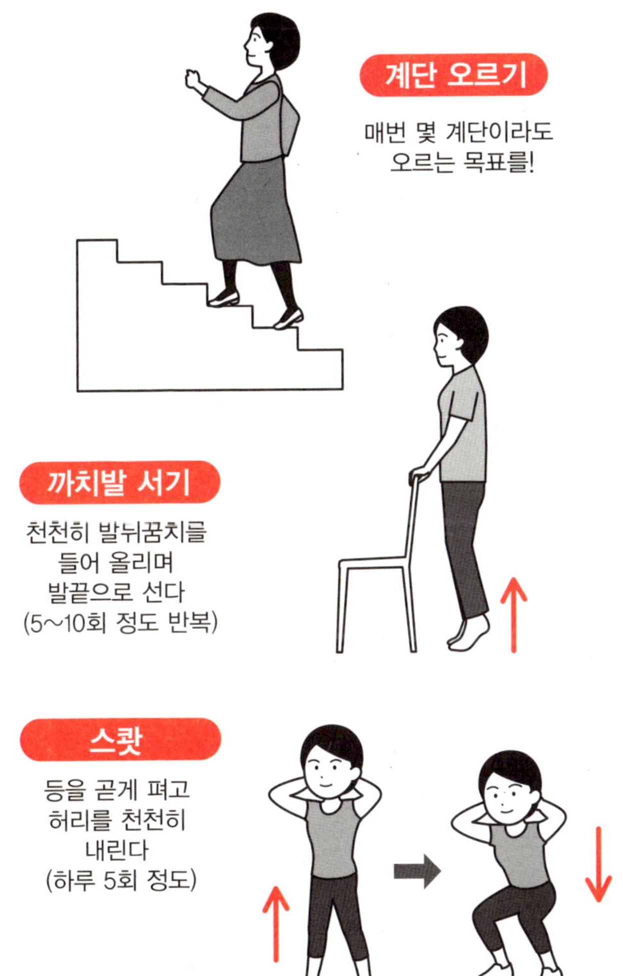

계단 오르기
매번 몇 계단이라도
오르는 목표를!

까치발 서기
천천히 발뒤꿈치를
들어 올리며
발끝으로 선다
(5~10회 정도 반복)

스콧
등을 곧게 펴고
허리를 천천히
내린다
(하루 5회 정도)

스트레스를 방치하면 각종 질환의 원인이 된다

'좋은 혈액'을 지키기 위해 꼭 기억해야 할 것이 바로 '**스트레스**'이다.

스트레스는 다양한 질병을 유발하는 원인으로, **심혈관계 질환의 주요 위험인자 중 하나**로 손꼽힌다.

스트레스가 위험 요인인 이유는 자율신경과 관련이 있다. 스트레스를 받으면 자율신경이 자극을 받아 혈관이 수축한다.

그러면 혈압이 상승하고 심장박동 수가 증가해 결국 심장에 부담을 준다.

게다가 스트레스가 지속되면 먼저 혈관 속에 염증성 물질이 증가하고 동시에 간장(肝臟)에서 포도당을 다량 분출하고 인슐린의 기능이 떨어진다.

그 결과 동맥경화가 진행되고 혈전이 생성되기 쉬운 환경이 만들어진다.

현대를 '스트레스 사회'라 부를 정도로 누구나 많든 적든 스트레스를 안고 살아간다. 그런데 이 상태를 그대로 방치하면 혈관 손상을 초래할 뿐 아니라 다른 질병의 발생 위험도 커진다.

스트레스 대책으로, 긴장을 풀 수 있는 시간 만들기, 긴장 완화에 효과적인 호흡법, 수면 관리 방법, 의사소통 방법 등 대중 매체를 통해 다양한 해소법이 소개되고 있다.

이들 방법을 모두 실천할 필요는 없다.

자신에게 맞는 방법 하나를 골라 가능한 한 스트레스를 줄이려 노력하자.

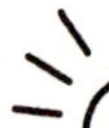

약을 잘 복용하는 것도
혈관을 지키는 바른 전략

약의 복용은 건강이 끝나는 시작점이 아니다

고혈압이나 당뇨병, 이상지질혈증 등이 발병하기 전에 혈관의 손상을 막는 것이 바람직하지만 이미 진단을 받았거나 발병 직전에 있는 사람도 적지 않다. 그런 경우에도 혈관의 노화를 늦출 방법이 있다.

그것은 **약을 활용하는 것**이다.

약을 잘 복용하는 것도 혈관을 지키는 올바른 전략이다.

의사에게 약 처방받기가 꺼려져 하루라도 뒤로 미루려는 사람이 있는데, 오늘날은 약이 건강의 종말을 알리는 시작점이 아니다.

오히려 약을 잘 활용하면 30년은 더 달릴 수 있는 중고차가 될 수도 있다.

물론 건강검진에서 안 좋은 수치가 나오기 전에 식단을 중심으로(가능하면 운동과 함께) '좋은 혈액'을 되찾는 것이 가장 바람직하다. 하지만 수치가 너무 안 좋으면 그것만으로는 회복이 어렵다.

예컨대, 혈당이 높은 것은 기본적으로 충분한 인슐린이 분비되지 않기 때문이다.

이 상태에서 식단 조절과 운동만으로 수치가 개선되기를 기대하기는 어렵다.

건강한 사람과 같은 양을 먹어도 혈당이 오르는 상황에서는 환자가 아무리 노력해도 한계가 있을 수밖에 없다.

일단 **당뇨병으로 진단을 받고 나면 좀처럼 낫기가 힘들고, 완치되는 사람이 100명에 1명 정도에 불과하다고 한다. 외국에서도 마찬가지다.**

따라서 오히려 소량의 약으로 혈당 수치를 억제하면서 식단을 개선하고 운동을 병행하는 편이 짧은 기간에 혈당을 효과적으로 조절하는 방법이다.

실제로 당뇨병 환자를 대상으로 한 '교육 입원' 프로그램이 있다.

병원의 관리를 받으며 약을 복용하고, 규칙적인 생활과 식이요법, 운동요법을 실천한다.

흡연자는 반드시 금연해야 한다. 기간은 1~2주 정도지만 이 프로그램을 이수하기만 해도 혈당이 개선되고 합병증의 위험이 낮아진다.

약의 도움을 받는 것은 결코 소극적인 전략이 아니다.

최근 개발된 당뇨병, 이상지질혈증 치료제는 의사들도 놀랄 만큼의 뛰어난 효과가 있다.

당뇨병을 예방하는 것도 지방간을 억제하는 것도 LDL 콜레스테롤을 감소시키는 것도 심지어 체중을 감량하는 것도 약으로 가능해졌다.

게다가 기존의 약보다는 부작용이 적고 안전성도 검증되고 있다.

결론을 말하자면, 혈관을 지키기 위해 약을 활용하는 것은 현명한 전략이다.

실제로 그 효과를 잘 아는 일부 의사들은 약을 마치 건강 보조제처럼 활용할 정도다.

노후 자금을 생각한다면 노후 건강까지 고려한다

노후를 준비하는 데 있어 빼놓을 수 없는 과제 중 하나가 약값일 수도 있다.

새로 개발된 약은 기존의 약보다 비교적 고가지만 효과가 더 뛰어나므로 어찌 보면 당연한 것일 수 있다. 치료제에 따라 다르지만, 보험이 적용되더라도 한 달 약값으로 약 5천 엔(한화 약 5만 원) 정도 늘어날 수 있다.

그러나 **현재 상태를 방치해 혈관이 손상되고 발생하는 질병을 치료하는 데 훨씬 더 큰 비용이 든다.**

5만 원이라는 금액이 부담스러울 수 있지만, 담배를 끊으면 충분히 충당할 수 있는 금액이고, 외식 한두 번 참으면 만들 수 있는 금액이다. 그래도 여전히 지금의 5만 원이 아깝게 느껴지는가?

미국에서는 미래의 의료비를 고려해 젊은 나이에 약을 처방받는 사람도 있다고 한다.

어떤 병이든 약은 빨리 시작할수록 장점이 크다는 사실에는 차이가 없다. 늦게 시작할수록 효과를 얻기 힘들고 혈관의 손상도 막을 수 없게 된다.

최근 의료비가 빈약한 노후 통장에 커다란 구멍을 내는 문제로 제기되고 있다.

예컨대 당뇨병의 경우, 합병증 없는 당뇨는 연간 의료비가 약 118만 원이지만 당뇨병성 미세혈관 합병증은 약 550만 원(4.7배), 당뇨병성 대혈관 합병증은 약 1,260만 원(10.7배)에 달한다. 그뿐만 아니라 신장 이식을 받는 데는 의료비 20배 이상의 비용이 필요하다고 한다(출처:2024년 12월 16일 mbc 기사).

증상이 없다는 이유로 방치하다가 합병증이 생긴 뒤에야 약을 복용하는 것이 오늘날의 현실이다. 초기 단계에서 약을 사용하면 합병증의 위험을 크게 줄일 수 있다. 만약 우리 모두가 이것을 실천한다면 의료비 문제를 해결할 수 있을지 모른다.

노후의 경제적 문제를 걱정하는 사람이 많은데, 노후의 건강에 대해서도 조금은 생각해 보는 것이 어떨까?

물론, 비교적 가격이 저렴한 복제약(제네릭 의약품)을 선택하는 방법도 있다. 하지만 현 단계에서는 신약(복제약이약품)과 동등한 효과와 안전성을 갖춘 약은 존재하지 않는 것이 사실이다.

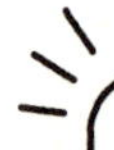 **건강보조제의 효과는 어디까지나
'개인의 만족'**

건강을 유지하기 위해 건강보조제를 챙겨 먹는 사람이 있다. 편식이 심한 사람이 부족한 영양소를 보충하려는 목적이라면 괜찮다고 생각한다.

그런데 간혹 건강보조제를 먹으면 병이 낫거나 병에 걸리지 않는다고 생각하는 사람이 있다. 하지만 **건강보조제로는 병을 치유할 수도, 예방할 수도 없다.**

정말로 효과가 뛰어나다면 이미 '약품'으로 분류되었을 것이다. 약은 출시 전 반드시 부작용 여부를 확인하고 임상시험을 거쳐야 한다.

그만큼 약품으로써의 효과나 안전성이 뒷받침되지 않으

므로 건강보조제라 하는 것이다.

광고에서는 마치 대단한 효과가 있는 것처럼 홍보하지만 마지막에 반드시 작은 글씨로 적혀 있다. '어디까지나 효과는 개인마다 차이가 있습니다' 이것은 '당신에게도 효과가 있을지는 모릅니다'라는 말과 같다.

그런데도 여러분은 건강보조제에 계속 돈을 지불하겠는가? 필자는 고가의 건강보조제일수록 비용 대비 효과가 떨어진다고 생각한다.

차라리 **건강보조제 구입에 계속 그 돈을 쓰느니, 건강검진을 받아 몸 구석구석까지 검사하는 편이 훨씬 현명한 소비로 볼 수 있다.**

검사 결과가 좋다면 건강보조제를 먹을 필요가 없고, 나쁜 결과가 나온다면 그것을 계기로 생활 습관을 고치면 된다. 결과에 따라서는 의사와 상담이 필요한 경우가 있을 수 있다.

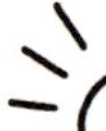

무리한 생활 개선은 피한다

체중 감량은 6개월에 5% 이내로

여기까지 읽고 나면, '혹시 심근경색에 걸리기 직전일지도 모른다', '혈관이 이미 손상된 상태가 아닐까?' 하고 두려움을 느낄 수도 있다.

그렇다고 '좋은 혈액'을 만들기 위해 갑자기 이 방법 저 방법 가리지 않고 시작하는 것은 그다지 권장할 수 없다. 왜냐면 **위기감에서 시작한다 해도 무리하면 오래 지속할 수 없기 때문**이다.

그동안의 생활을 한 번에 크게 바꾸는 것은 결코 쉬운 일이 아니다. 오히려 할 수 있는 일부터 조금씩 시작하는 편이 오래 지속하는 데 도움이 된다. **현재의 몸 상태는 긴 세월에 걸쳐 형성된 것이므로 시간을 두고 서서히 개선한다는**

마음으로 시작하자.

급격한 변화는 몸에도 부담을 준다.

예컨대, '좋은 혈액'을 만들겠다고 탄수화물이나 나쁜 지방을 완전히 끊으면 확실히 단기간에 몸무게가 줄고 혈당도 내려간다.

하지만 그 대가로 뼈가 약해지거나 근육이 감소하고 면역력이 저하될 위험이 있다.

에너지가 부족해 몸이 기아 상태로 인식하면 그에 대한 반작용으로 몸무게가 원래대로 돌아올 뿐 아니라 급격하게 증가할 수도 있다.

따라서 **체중 감량은 6개월에 5% 이내,** 이것이 몸에 부담을 주지 않는 기준이다. **체중이 많이 나가는 사람이라면 BMI 기준치에 도달하기까지 3년 정도를 예상하고 실천하는 것이 바람직하다.** 생활 개선은 서두르지 않고 꾸준히 이어가는 것이 중요하다.

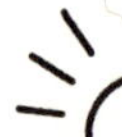 ## 자신과 맞지 않는 의사는 바꿔도 좋다

'좋은 혈액' 만들기를 진행할 때 의지할 수 있는 존재가 바로 담당의 혹은 주치의이다.

정기적으로 몸 상태를 체크해 주는 존재가 있다는 사실만으로도 안심하고 생활을 개선할 수 있다.

그렇다면 어떤 사람이 좋은 의사일까?

그 기준을 살펴보자.

신뢰할 수 있는 곳으로는 먼저, 외래 환자가 많은 병원이다. 외래 환자가 많다는 것은 그만큼 환자들에게 평가받고 있다는 뜻이다. 평가를 확인하려면 네이버, 구글 등의 리뷰를 참고하는 방법도 있겠다.

또 병원의 **홈페이지를 볼 때는 의사의 경력을 반드시 확인해야 한다.** 어느 대학을 졸업하고 어디서 연수를 받았는지, 어디서 의사로서의 경력을 쌓았는지 등등 경력이 자세히 공개되어 있는 의사라면 신뢰할 만하다.

반대로, 경력이 공개되지 않은 의사는 한 번쯤 의심해 보는 것이 좋다.

주치의를 정하기 위해서는 일단 한 번 진료를 받아보는 것도 나쁘지 않다.

평판이 좋은 의사라도 실제로 만나 보면 자신과 잘 맞지 않거나 불편함을 느낄 수 있다. 그린 경우에는 무리해서 계속 다닐 필요가 없다.

다른 의사를 찾으면 된다.

또한 **세컨드 오피니언을 불편해하거나 거부하는 의사라면 역시 다른 의사를 찾는 편이 좋다.**

주치의란 오랜 시간 함께 가야 하는 존재이다. 안심하고 자신의 몸을 진료받을 수 있는 사람을 선택해야 한다.

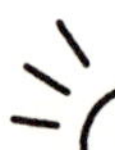

정기적인 검진을 동기부여로 삼는다

동기를 유지하려면 수치화가 중요하다

혈관이 손상되기 시작했거나 '나쁜 혈액'이 흐르고 있다고 해도 쉽게 식단이나 운동 습관을 바꾸지 못하는 데는 이유가 있다.

그 결과를 체중이나 혈압처럼 간단히 수치화할 수 없기 때문이다.

수치화는 동기를 높이는 데 매우 중요하다.

학생들이 꾸준히 공부할 수 있는 이유는 정기적으로 실시되는 시험에 그동안의 노력이 반영되기 때문이다. 노력한 결과, 그 전보다 성적이 오르면 더 열심히 공부할 의욕이 생긴다. 혈관과 혈액의 경우, 건강검진이 바로 이 시험에 해당

한다.

건강검진으로 혈관 상태를 알 수는 없지만, 혈관 상태를 추측할 수 있는 혈액의 상태는 알 수 있다. 이 책에서 소개한 '좋은 혈액' 만들기를 시작하면 건강검진 수치가 조금씩 달라질 것이다.

결과가 좋아진다면 그것 자체가 '좋은 혈액' 만들기를 이어갈 동기부여가 된다.

다행히 누구나 건강검진을 받을 수 있는 환경이 갖춰져 있으므로 정기적으로 검진을 받도록 하자. '좋은 혈액' 만들기의 첫걸음은 여기서부터 시작된다.

우리 의사는 병에 걸린 사람을 진료할 수는 있어도, '미병(未病: 병은 아니지만 건강하다고도 할 수 없는 상태)'의 사람을 진료할 수는 없다. **자신의 몸을 '미병' 상태에서 멈추게 할 수 있는 사람은 오직 자기 자신뿐이다.**

마치며

　사실, 우리는 행복을 조금씩 덜어내며 살고 있다.

　지금 이 순간 충분히 행복한데도 쓸데없는 일을 해서 점점 불행을 자초한다.

　여기서 말하는 '행복'이란 바로 '건강하게 사는 것'이다.

　그리고 '쓸데없는 일'이란,

　'맛있는 음식을 실컷 먹고 마시는 생활'이다.

　인간이 그렇게 행동하는 이유는 단순하다.

　'맛있는 것을 먹고 마실 때는 무척 즐겁기 때문'이다.

　그 순간에 20년 후, 30년 후의 내 몸을 걱정하는 사람은 없을 것이다. 더구나 그것이 혈관을 망치고 있다는 생각은 조금도 못할 것이다.

　하지만 현실은 어떨까? 정말 조금씩이지만 분명히 혈관은 계속 손상을 입는다.

　나이가 들면 피할 수 없는 '노화'까지 겹치면서 그 속도는 더욱 빨라진다.

그렇다고 해서 지금까지의 생활을 송두리째 바꾸는 것은 쉽지 않다. 아직 눈에 띄는 증상이 없는 사람이라면 더욱 그럴 것이다.

그래서 가장 먼저 해야 할 일은 건강검진을 받는 것이다.

검사를 통해 자신의 혈관을 흐르는 혈액이 '좋은 혈액'인지, '나쁜 혈액'인지 확인해 보아야 한다.

만약 '나쁜 혈액'이 흐르고 있다면, 이 책에서 소개한 '좋은 혈액'을 만들기를 시작해 보자. 일단 자신이 할 수 있는 것부터 하면 된다.

'좋은 혈액'을 만드는 데 중요한 것은 꾸준히 지속하는 것이다.

그러면 여러분은 행복한 미래를 맞이하게 될 것이다.

와타나베 고

SEKAIICHINO SHINZO KEKKANGEKAI GA OSHIERU
ZENDAMAKETSUEKI NO TSUKURIKATA
by Go Watanabe
Supervised by Masaya Sakamoto
Cover Illustrated by Okuta
Designed by Takayuki Tamatsukuri (tuginoha)
Copyright © Go Watanabe 2025
All rights reserved.
Original Japanese edition published by ASA Publishing Co., Ltd.
Korean translation copyright © 2026 by Jisang Publishing Co.
This Koean edition published by arrangement with ASA Publishing Co., Ltd., Tokyo, through EntersKorea Co., Ltd.

세계 최고의 심장혈관외과 전문의가 알려주는

좋은 혈액을 만드는 법

1판 1쇄 발행 2026년 1월 9일

지은이 와타나베 고
감수자 사카모토 마사야
옮긴이 이진원

발행인 최봉규
발행처 청홍(지상사)
출판등록 1999년 1월 27일 제2017-000074호

주소 서울 용산구 효창원로64길 6(효창동) 일진빌딩 2층
우편번호 04317
전화번호 02)3453-6111 팩시밀리 02)3452-1440
홈페이지 www.cheonghong.com
이메일 c0583@naver.com

한국어판 출판권 © 청홍(지상사), 2026
ISBN 979-11-91136-42-5 03510